ケーススタディ 運動療法

高血圧・高脂血症・糖尿病に有効な運動

編著者
　坂本　静男　　　順天堂大学浦安病院健康・スポーツ診療科
執筆者
　小沼　富男　　　順天堂大学医学部助教授
　勝村　俊仁　　　東京医科大学教授
　久保古都美　　　医仁会武田総合病院リハビリセンター
　西尾　進也　　　東京医科大学衛生学公衆衛生学教室
　牧田　　茂　　　埼玉医科大学リハビリテーション科
　宮城（伊藤）都也子　医仁会武田総合病院リハビリセンター
　村瀬　訓生　　　東京医科大学衛生学公衆衛生学教室
　　（五十音順）

株式会社　杏林書院

序　文

　「成人病」ということばが「生活習慣病」と変更されて，3年程たったと思われる．当然生活習慣の悪い状態を改善することにより，多くの疾病の予防および治療を行なおうと考え，厚生省は名称を変更したと推測される．その思惑は達成したのであろうか．

　健康の3本柱，「運動」，「栄養」，「休養」がバランスよく実践されることにより，初めて健康は獲得されるものといわれている．各要素は過剰にやりすぎても，また逆に極端に少なすぎても，十分で良好な健康状態は得られない．

　「栄養」，「休養」は他の専門書に任せることにして，当書物では運動を中心にまとめてみた．生活習慣病の予防および治療において，運動あるいはスポーツが貢献する度合いは高いと思われる．しかしながら栄養や休養に比較して，医学界において運動を科学的に取り扱ってきたことは少ないように思われる．最近になって（10数年位前より），臨床スポーツ医学会ができ，臨床運動療法研究会などが開催されるようになり，医科学的に運動あるいはスポーツを取り扱う環境ができてきたようにも思われる．

　ところで生活習慣病に対して運動が有益な効果を表わすということは以前よりいわれてきており，運動処方が作成されてきた．これら運動処方の内容が，患者さん達にとって本当に好ましいものであったのかどうか，具体的な内容であったのか，かえって逆効果になってしまうような内容ではなかったのか．薬物処方と同じように，好ましい運動処方，好ましくない運動処方というものがあるのではと考えてきた．そのような時に，今回このような書物を出版する機会を与えられた．

　生活習慣病，つまり脂質代謝異常（高脂血症，肥満，脂肪肝），糖質代謝異常（耐糖能異常，糖尿病），尿酸代謝異常（高尿酸血症，痛風），高血圧症などを保有している者は，動脈硬化の進行が促進しており，結局は虚血性心疾患や脳血管障害を起こしやすいと考えられている．それゆえに動脈硬化の進行を抑制し，虚血性心疾患や脳血管障害を起こさないようにするためには，脂質代謝異常・糖質代謝異常・尿酸代謝異常・高血圧症などを改善あるいは治癒させることが重要になってくる．そのためには前述の「運動」，「栄養」，「休養」をバランスよく行なっていくことである．

　最近，インスリン抵抗性をこれら生活習慣病の一義的な原因とする考え方も生まれてきている．つまりインスリン抵抗性により，肥満，高脂血症，耐糖能異常，高血圧症などが起こってくるという考えである．このインスリン抵抗性を改善する方法として最も有用と考えられているのも，定期的な運動実践である．

　これまでの代謝動態に関する報告は，安静時におけるものがほとんどであったように思われる．最近では運動時の代謝動態が注目されており，その方面での研

究報告も多くなっており，各執筆者の方から記述されるものと思われる．

　各執筆者の先生には，可能な限り多くの運動処方例を提示していただき，前述のような点に注目して解説していただけたと思う．多忙な中をこの書物の完成のために御尽力頂いたことに対し，各先生方にこの場を借りて深謝致します．

　最後に監修者の現在の運動実践状況を示し，序文を閉じたいと思います．

運動種目：ウォーキング＆ジョギング
運動強度：6〜12km／時（ややきつい〜きつい）
運動時間：40〜60分間
運動頻度：3〜4日／週
　　（その他に平均1日歩数18,000歩強）

2000年3月

順天堂大学浦安病院健康・スポーツ診療科
坂本　静男

目　次

序　文 …………………………………………………………………… 坂本　静男

1章　生活習慣病の運動療法　　　　　　　　　　　　　　　＜坂本　静男＞

1　スポーツ（運動）のもつ危険性とその効果 …………………………… 2
　1．はじめに ……………………………………………………………… 2
　2．スポーツに関連した突然死 ………………………………………… 2
　　1）若年スポーツ選手に関連した突然死の原因 …………………… 2
　　2）中高年者のスポーツに関連した突然死の原因 ………………… 5
　　3）スポーツ選手の突然死の特徴 …………………………………… 5
　　4）スポーツに関連した突然死の機序 ……………………………… 10
　3．スポーツ死の背景となるもの ……………………………………… 13
　　1）冠危険因子保有者に関して ……………………………………… 13
　　2）スポーツに関連した突然死を起こした者の前駆症状 ………… 18
　　3）体調不良時のスポーツ実施 ……………………………………… 18
　4．スポーツのためのメディカルチェックの私案 …………………… 19
　　1）問診 ………………………………………………………………… 19
　　2）理学所見 …………………………………………………………… 20
　　3）一般的血液検査および尿検査 …………………………………… 21
　　4）胸部X線写真撮影 ………………………………………………… 21
　　5）安静時心電図検査 ………………………………………………… 21
　　6）運動負荷試験 ……………………………………………………… 21
　　7）心エコー図検査 …………………………………………………… 22
　　8）長時間心電図記録 ………………………………………………… 23
　　9）自律神経反射試験 ………………………………………………… 23
　　10）運動負荷心筋シンチグラフィー ………………………………… 23
　　11）冠動脈造影検査 …………………………………………………… 23
　5．生活習慣病に対する運動療法の効果 ……………………………… 24
　　1）肥満に対して ……………………………………………………… 24
　　2）高脂血症に対して ………………………………………………… 25
　　3）糖尿病に対して …………………………………………………… 27
　　4）高血圧症に対して ………………………………………………… 29

2　生活習慣病に対する運動処方 …………………………………………… 34
　1．運動負荷試験の意義 ………………………………………………… 34
　2．運動負荷試験の実際 ………………………………………………… 34
　3．脂質代謝異常に対する好ましい運動処方 ………………………… 35

  1）運動の種類（あるいは種目） …………………………………………………… 35
  2）運動強度 ………………………………………………………………………… 37
  3）運動の時間（1回の）…………………………………………………………… 37
  4）運動の頻度 ……………………………………………………………………… 37
  5）脂質代謝異常に対する運動処方の実例（自験例）…………………………… 38
  6）効果的でない運動処方 ………………………………………………………… 41
  7）運動を継続させるための工夫 ………………………………………………… 42
 4．糖尿病に対する運動療法 ………………………………………………………… 42
  1）運動種目の決定 ………………………………………………………………… 42
  2）運動強度の決定 ………………………………………………………………… 42
  3）1回の運動時間の決定 ………………………………………………………… 42
  4）運動頻度の決定 ………………………………………………………………… 42
  5）食事摂取カロリー量と運動消費カロリー量との関連 ……………………… 43
  6）運動処方の実例 ………………………………………………………………… 43
 5．高血圧症に対する運動療法 ……………………………………………………… 44
  1）運動種目の決定 ………………………………………………………………… 44
  2）運動強度の決定 ………………………………………………………………… 44
  3）1回の運動時間の決定 ………………………………………………………… 44
  4）運動頻度の決定 ………………………………………………………………… 44

2章　高血圧　　　　　　　　　　　　　＜勝村　俊仁・村瀬　訓生・西尾　進也＞

 1．高血圧の分類と治療の進め方 …………………………………………………… 47
 2．運動療法の実施 …………………………………………………………………… 50
 3．運動療法を実施した施設の概略について ……………………………………… 50
 Case1　自己流の運動実施者に対し，心肺運動負荷試験に基づく
    運動処方を行ない高血圧が改善した例 ………………………………… 53
 Case2　長期の運動継続によりはじめて高圧効果が得られた例 ……………… 56
 Case3　運動療法開始時のメディカルチェックにより
    発作性心房細動が発見された例 ………………………………………… 60
 Case4　運動療法により降圧薬を中止できた例 ………………………………… 64
 Case5　運動の実施頻度が少なく降圧効果が得られなかった例 ……………… 67
 Case6　運動療法により降圧薬を減量できた例 ………………………………… 70
 Case7　運動療法により複数の冠危険因子が改善した例 ……………………… 73
 Case8　いったん得られた降圧，減量が運動の中断および間食により
    再度悪化した例 …………………………………………………………… 77
 Case9　転勤による運動の中断が誘因となり
    運動療法を継続できなかった例 ………………………………………… 80

3章　高脂血症　　＜牧田　茂・宮城（伊藤）都也子・久保　古都美＞

- 1　疾患特有の処方と注意点 …………………………………… 86
  - 1．運動療法による脂質改善機序 …………………………… 86
  - 2．運動療法の適応タイプ …………………………………… 88
  - 3．運動療法実施に当たって ………………………………… 88
  - 4．運動療法の効果 …………………………………………… 88
  - 5．抗脂血薬との併用について ……………………………… 90
  - Case1　インスリン抵抗性症候群における運動療法著効例 …… 91
  - Case2　長期的なリハビリテーションで
            冠動脈の動脈硬化退縮を認めた例 ……………………… 94
  - Case3　体重減少と脂質代謝改善効果を認めた例 ……………… 99
  - Case4　仕事上のストレスをかかえている心筋梗塞例 ……… 103
  - Case5　高血圧，糖尿病，高脂血症を合併しており
            運動療法に積極的な例 ………………………………… 107
  - Case6　CABG後冠動脈に有意狭窄はあるものの，
            元気に10年間運動療法に参加している例 …………… 111
  - Case7　仕事が多忙で，定期的な運動機会が持てない比較的若い例 …… 115
  - Case8　運動療法に通っているが，体重が増加し
            脂質代謝の悪化している例 …………………………… 119
  - Case9　冠動脈狭窄を繰り返し，不安を訴え
            運動指導効果のでない例 ……………………………… 123
  - Case10　危険因子を有する脳梗塞患者の運動療法例 ………… 127
- 2　運動処方・ドロップアウト患者を少なくする工夫 ………… 129
  - プログラムの進め方 ………………………………………… 129
  - 集団運動療法と在宅運動療法 ……………………………… 132
  - 心臓リハビリテーションのリスク対策 …………………… 133

4章　糖尿病　　＜小沼　富男＞

- 1．糖尿病とは ………………………………………………… 138
  - 1）糖尿病の概念 …………………………………………… 138
  - 2）糖尿病の分類 …………………………………………… 138
  - 3）糖尿病の診断 …………………………………………… 141
  - 4）糖尿病の病態 …………………………………………… 141
  - 5）血糖管理状況把握のための検査 ……………………… 142
  - 6）糖尿病における合併症 ………………………………… 143
  - 7）個々の糖尿病病態に適した治療 ……………………… 147
- 2．糖尿病と運動療法 ………………………………………… 147
  - 1）2型糖尿病の発症予防と運動 …………………………… 147
  - 2）2型糖尿病の治療としての運動療法 …………………… 148

3）1型糖尿病における運動療法 ································· *152*
　　4）糖尿病における運動処方の実際 ······························· *153*
Case1　運動療法は正しい食事療法の上に成り立つことを
　　　　 示した2型糖尿病例 ·· *158*
Case2　運動療法によってインスリン感受性増大を認めた
　　　　 境界型耐糖能異常例·· *161*
Case3　運動療法によって多くの動脈硬化危険因子が消失した
　　　　 インスリン抵抗性症候群例·································· *164*
Case4　運動強度の是正が糖尿病コントロールに
　　　　 好影響を与えた2型糖尿病例································ *168*
Case5　運動後遷延性低血糖を認めた1型糖尿病例 ··················· *172*
　索　引 ··· *177*

1章 生活習慣病の運動療法

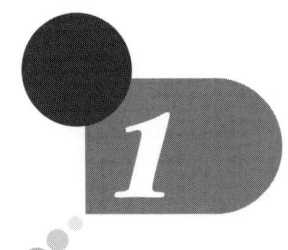

1 スポーツ(運動)のもつ危険性とその効果

1. はじめに

　この10数年来,生活習慣病(以前の成人病)に対するスポーツ(運動)の効用に関して強調され,国,地方自治体,企業などが健康のためにスポーツ実施を強調してきている.企業においては,何らかの形で職員ならびに家族にスポーツ実施を奨励し,スポーツ施設を企業内に設置するようになった所も見受けられるほどである.それゆえ一般市民の中でスポーツを行なうようになった者は,確実に増加してきているように思われる.

　しかしながらそれと同時に,スポーツ実施に関わって突然死を起こす者の数も,新聞等の報道の上からは増加してきているように思われる.軽度のスポーツと考えられ,安易に勧められているゴルフにおいても,毎年ゴルフコース上で多数のゴルファーが突然死している現況である.

　以上より,スポーツに関連した事故を予防し,効果的にスポーツを実践する方法を,この総論の中で記述する.

2. スポーツに関連した突然死

1) 若年スポーツ選手に関連した突然死の原因

　Maronら[1]は,トレーニングを十分に積んだ若年スポーツ選手(13～30歳)29名のスポーツに関連した突然死に関して,報告している.その中で突然死を起こしたスポーツ選手の剖検所見(解剖所見)を示している(図1-1)が,突然死の原因として循環器疾患が確実と考えられる者は22名,循環器疾患が疑われる者が6名,そしてまったく循環器疾患が考えられない者は1名だけであったと報告している.循環器疾患が確実と考えられる者22名のうち,14名は肥大型心筋症,3名は左冠動脈起始異常,3名は動脈硬化性冠疾患(心筋梗塞),2名が大動脈破裂であった.循環器疾患が疑われる者6名のうち,5名は特発性求心性左室肥大,1名は冠動脈低形成であった.肥大型心筋症は,異常に心筋が非対称性に肥厚し(左室後壁厚＜心室中隔厚),心筋組織検査で細胞配列の乱れを伴っているものである.そのうち閉塞性肥大型心筋症は,左室流出路の心筋が異常に肥大するもので,突然死を起こす危険性の高いタイプと考えられている.また典型的な左冠動脈起始異常とは,左冠動脈(主幹部)が大動脈右バルサルバ洞から

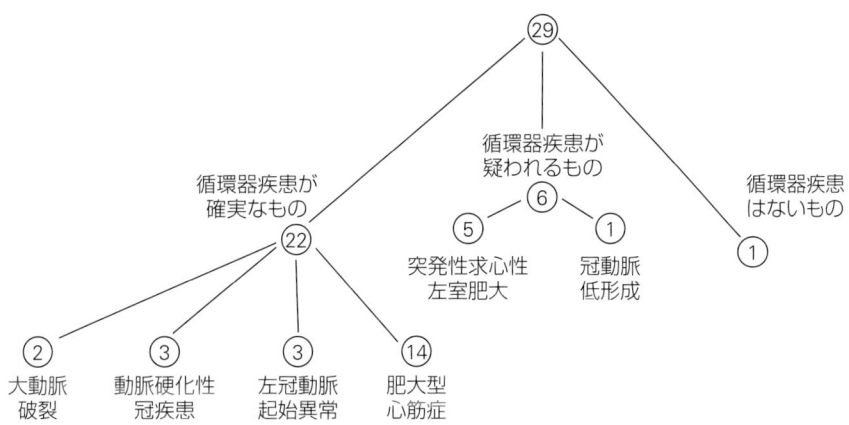

図1-1　突然死を起こした29人の競技スポーツマンの剖検所見
（Maron, B. J. et al. : Sudden death in young athletes. Circulation 62:218-229, 1980.）

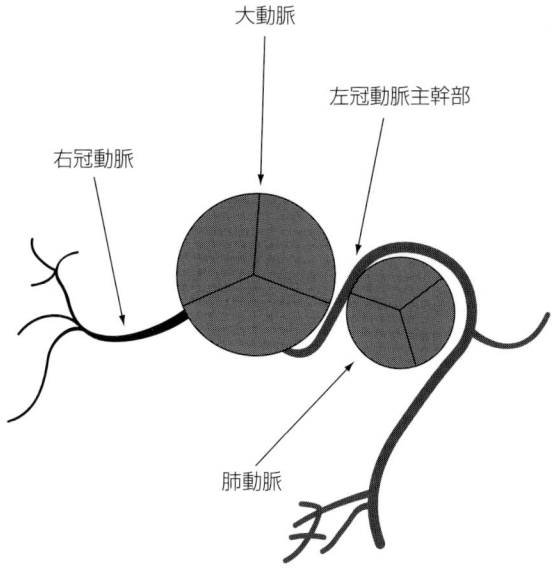

図1-2　左冠動脈起始異常の模式図

出てくる，一種の奇形である（図1-2）．このような解剖学的特徴のために，左冠動脈主幹部が胸部大動脈と肺動脈との間を通過しなければならず，また左冠動脈主幹部が胸部大動脈から出てくる角度が鋭角的になっている．それゆえ運動時に左冠動脈内に十分な血液を流すことが不可能になり，心筋虚血状態に陥らせることになる．

　Waller[2]は，若年スポーツマン（11～30歳）87名のスポーツに関連した突然死の報告を行なっている．Waller自身の経験した15名と，他の研究者が報告している72名を加えたもので，その剖検所見を表1-1に示してある．突然死の

表1-1 運動に関連した突然死を起こした30歳以下のスポーツマン87例の剖検所見

剖検所見	Waller【自検】	他の研究者の報告	合計
Ⅰ．先天性冠動脈奇形	2（13）	28（39）	30（35）
1．左冠動脈起始異常		22	22
2．右冠動脈起始異常	1	3	4
3．単冠動脈		2	2
4．冠動脈低形成	1	1	2
Ⅱ．冠動脈硬化性冠疾患		4（6）	4（5）
Ⅲ．肥大型心筋症	3（21）	16（22）＊	19（22）
Ⅳ．解離性大動脈瘤破裂		3（4）	3（3）
Ⅴ．弁膜性心疾患	2（13）	2（3）	4（5）
1．僧帽弁逸脱症候群	2	2	4
Ⅵ．突発性拡張型心筋症		1（1）	1（1）
Ⅶ．心筋炎		1（1）	1（1）
Ⅷ．外傷		1（1）	1（1）
Ⅸ．不明	8（53）＊＊	16（23）＊＊＊	24（27）
合計	15（100） （13〜29歳）	72（100） （11〜30歳）	87（100）

（　）：%
　＊：分離性大動脈弁下狭窄の1例を含む
　＊＊：8例のうち6例は特発性左室肥大
＊＊＊：16例のうち4例は特発性左室肥大

(Waller, B. F. : Exercise-related sudden death in young (age ≦ 30 years) and old (age ＞ 30 years) conditioned subjects. Exercise and the heart (edition 2:Wenger), 9-73, 1985, F. A. Davis, Philadelphia.より一部改変)

原因として考えられた基礎疾患の中では先天性冠動脈奇形が35％と最も多く，次いで肥大型心筋症が22％となっている．しかし特発性拡張型心筋症の1名，および不明のうちの特発性左室肥大10名を加えると，肥大型心筋症の割合も35％となり，先天性冠動脈奇形の頻度と同等になると述べている．

またThomasとCantwell[3]は，試合中に突然死した4名の若年バスケットボール選手（16〜20歳）の報告を行なっている．特に3選手は，事前のスクリーニング検査でほとんど異常を指摘されていなかった．4選手の剖検結果を含めた最終確定診断は，以下のように報告されている．
①左冠動脈起始異常
②閉塞性肥大型心筋症
③特発性心筋症（肥大型）＋大動脈弁下狭窄＋僧帽弁逸脱症候群
④大動脈弁狭窄＋冠動脈硬化．

若年スポーツ選手においても，冠動脈疾患（心筋梗塞）が意外に多く認められていることは，注目されるべき事である．いわゆる小児成人病といったものが最近注目されているように，若年者においても冠危険因子を保有する者が増加していると，いわれてきている．そのことが若年スポーツ選手での突然死の原因として，心筋梗塞が意外に多く認められることにつながっているようにも思われる．

表1-2 運動中の突然死64例の剖検所見

冠硬化（冠動脈閉塞・狭窄）	22
心筋変性を伴う心肥大	13
解離性大動脈瘤破裂	6
冠動脈口狭窄（梅毒性）	5
心室瘤破裂	3
大動脈弁狭窄	3
先天性冠動脈異常	3
脳動脈瘤破裂	2
肺内動脈破裂	2
大動脈弁閉鎖不全	2
僧帽弁閉鎖不全	1
先天性脂質代謝異常	1
脳出血	1

（Jokl, E. and Melzer, L. : Exercise and cardiac death. Med and Sport 5 : 1,1971.より一部改変）

表1-3 60人のスカッシュプレーヤーの突然死の原因

原　因	人数
冠動脈疾患	51
心臓弁膜症	4
不整脈	2
非心臓性疾患	2
肥大型心筋症	1

（Northcote, R. J. et al. : Sudden death and vigorous exercise—a study of 60 deaths associated with squash. Br Heart J 55 : 198-203, 1986.）

2）中高年者のスポーツに関連した突然死の原因

Jokl and Melzer[4]は，スポーツ中に突然死を起こした64名の中高年者の剖検所見を報告している（表1-2）．先天性脂質代謝異常の1名を除いた他の63名は，循環器系に何らかの異常を有していることが判明している．22名には冠動脈に閉塞，あるいは狭窄を有している冠動脈硬化性心疾患が，13名には心筋変性を伴う心肥大，つまり肥大型心筋症が各々認められたと，報告している．

Northcoteら[5]は，平均年齢46歳（22〜66歳）のスカッシュプレーヤーで，プレーに関連して突然死を起こした60名に関して報告している（剖検51名，生前に診断確定9名）．これらの突然死の原因と考えられる基礎疾患を，表1-3に示してある．生前の精密検査および剖検により診断された者のうち，51名の基礎疾患は冠動脈硬化性心疾患（心筋梗塞）であった．残りの9名の基礎疾患は，4名は心臓弁膜疾患，2名は不整脈，1名は肥大型心筋症であり，非心臓性疾患が考えられたのは2名のみであった．

朝日ら[6]は，関東甲信越地区のゴルフコースに対して行なった，アンケート調査の結果（1988年度，172カ所より回答）を報告している．その中で，1年間に6名の突然死があり，その原因基礎疾患はすべて心疾患であり，5名は心筋梗塞であったと報告している．また吉原ら[7]は，1990年度に北海道および九州地区のゴルフコースに対して同様のアンケート調査を行ない（110カ所より回答），その結果を報告している．ゴルフコース開設以来，プレーに関連した突然死は32名おり，その原因基礎疾患は心筋梗塞が12名，脳卒中が12名であったと報告している（表1-4）．

3）スポーツ選手の突然死の特徴

Sadaniantz and Thompson[8]は，スポーツ選手の運動に関連した突然死の

表1-4 ゴルフラウンド中の死亡例

症例	年齢	性	発生年・月		原因	場所	死亡状況，場所など
1	?	男	S55	11	脳卒中	ハウス	入浴中
2	74	男	H1	5	脳卒中	コース	ティーショット
3	65	男	S58	12	?	コース	フェアウェー
4	62	男	S53	7	?	コース	フェアウェー
5	50	男	S61	2	高血圧	コース	?
6	61	男	S61	8	心筋梗塞	コース	?
7	?	男	S59	12	脳卒中	コース	フェアウェー
8	59	男	H2	1	心筋梗塞	コース	リフト搬送中
9	60	男	S57	?	脳卒中	コース	フェアウェー
10	87	男	S62	10	心筋梗塞	ハウス	搬送先病院
11	?	男	S45	?	落雷	?	?
12	48	男	S52	10	心筋梗塞	コース	ティーショット，搬送中
13	61	男	S61	9	クモ膜下出血	コース	フェアウェー
14	47	女	S61	9	クモ膜下出血	コース	グリーン
15	55	男	H2	8	心筋梗塞	コース	ティーショット，搬送先病院
16	22	男	S61	9	機械事故	コース	作業中
17	36	男	S62	8	?（透析中）	ハウス	入浴中
18	60	男	H1	8	脳卒中	コース	フェアウェー
19	50	男	H1	6	心臓発作	コース	グリーン
20	45	男	S53	6	心筋梗塞	コース	
21	60	男	S55	7	脳卒中	コース	
22	35	男	S62	8	心筋梗塞	コース	フェアウェー
23	55	男	S47	9	心筋梗塞	コース	グリーン
24	60	男	H1	10	脳梗塞	コース	グリーン，搬送先病院
25	50	男	S63	5	心筋梗塞	コース	ティーショット，搬送先病院
26	50	男	S53	8	心筋梗塞	コース	フェアウェー
27	62	男	S59	6	?	コース	?
28	?	男	S59	7	脳卒中	コース	グリーン，搬送先病院
29	67	男	S53	?	脳卒中	コース	フェアウェー
30	55	男	S50	?	脳卒中	コース	ティーショット，搬送先病院
31	55	男	S62	?	心筋梗塞	コース	フェアウェー

（吉原　紳他：ゴルフ場の安全対策に関する研究—ゴルフ場での事故と救急対策の実態にもとづいて．ゴルフの科学4（2）：31-34，1991．より一部改変）

原因を，**表1-5**のように挙げている．心筋虚血を起こす要素，構造異常，不整脈およびその他と，原因基礎疾患を4分類している．代表的なものとして，心筋虚血を起こす要素の中には動脈硬化性冠動脈疾患（心筋梗塞）が，構造異常の中には肥大型心筋症がある．

　Northcote and Ballantyne[9]も，スポーツ活動中あるいは活動後1時間以内

表1-5 スポーツマンの運動に関連した突然死の原因

心筋虚血を起こす要素	不整脈
●動脈硬化性冠動脈疾患 ●冠動脈れん縮 ●心筋内ブリッジング ●冠動脈低形成 ●冠動脈奇形	●WPW（Wolf-Parkinson-White）症候群 ●LGL（Lown-Ganong-Levine）症候群 ●心室性不整脈 ●主要洞結節動脈の中膜過形成および内膜増殖
構造異常	その他
●肥大型心筋症 ●僧帽弁逸脱症候群 ●心臓弁膜症 ●右室脂肪浸透 ●マルファン症候群	●クモ膜下出血 ●消化管出血 ●心筋炎

（Sadaniantz, A. and Thompson, P. D. : The problem of sudden death in athletes as illustrated by case studies. Sports Medicine 9 (4) : 199－204, 1990.より一部改変）

表1-6 スポーツ活動中あるいは活動後1時間以内に起こった突然死の死因の要約

死亡原因	総人数（人）	男性（人）	女性（人）	平均年齢（歳）
冠動脈疾患	110	109	1	40±9.1
閉塞性肥大型心筋症	16	14	2	
冠動脈異常	8	8	0	
心筋炎	3	3	0	19±6.2
伝導障害	4	4	0	
大動脈破裂	1	1	0	
心室性心疾患	3	3	0	

（Northcote, R. J. and Ballantyne, D. : Sudden death and sport. Sports Medicine 1 : 181－186, 1984.より一部改変）

表1-7 スポーツ中突然死の死因（東京都監察医務院）

年齢	～39	～64	65～	計
虚血性心疾患	15	24	9	48
その他の心疾患	8	3	1	12
大動脈瘤破裂		3	4	7
脳血管系疾患	2	5	3	10
呼吸器疾患	2			2
急性心機能不全	10			10
溺死	7			7
熱中症	2			2
不詳	5			5

（徳留省悟，松尾義裕：運動中の事故の原因と実態―突然死：定義，数，原因，その他．運動中の事故と安全対策―運動指導者マニュアル（監修　村山正博），1-16，文光堂，東京，1993．より一部改変）

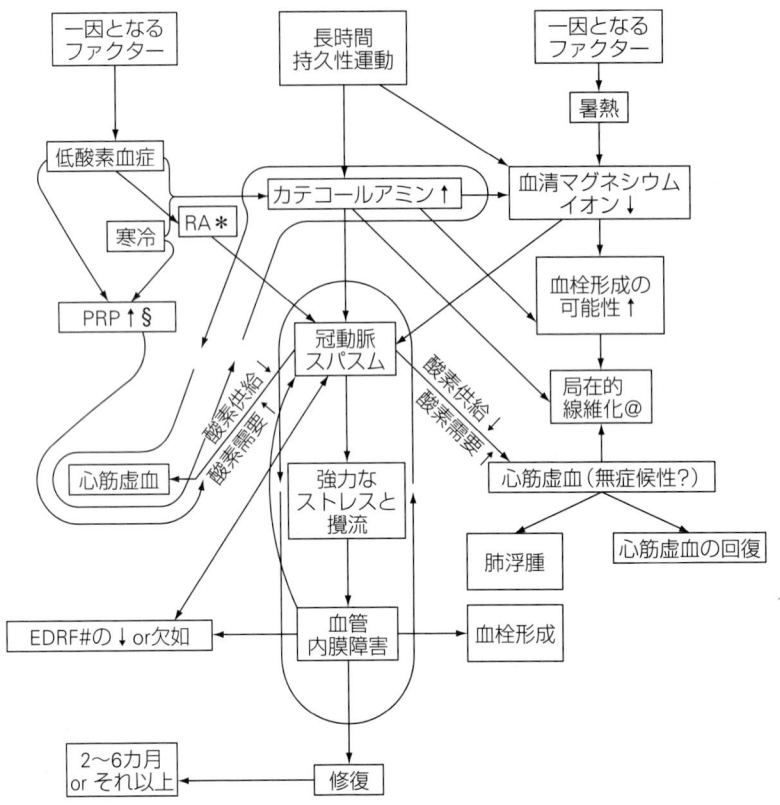

図1-3 持久性激運動中および後に起こる一連の事項
　　＊：高地での呼吸性アルカーロシス　§：二重積（心拍数×収縮期血圧）
　　＠：乳頭筋，心筋の局在的線維化　　＃：内膜由来の緊張緩和要素
（Rowe, W. J. : Extraordinary unremitting endurance exercise and permanent injury to normal heart. Lancet 340 : 712-714, 1992. より一部改変）

に起こった突然死の原因基礎疾患を，表1-6のように挙げている．スポーツに関連した突然死は，中高年者で圧倒的に多く，男性で非常に多いことが判明している．

　徳留ら[10]は，東京都監察医務院で扱った突然死のうちスポーツに関連したものを，年齢別および原因基礎疾患別に報告している（表1-7）．この報告では，スポーツ人口に相違があるためか若年者の方がやや多いように思われる．虚血性心疾患（心筋梗塞）が圧倒的に多い点は，他の報告と類似している．頻度はそれほど多くないが，スポーツに関連した突然死の原因として熱中症も認められる．熱中症は，高気温および高湿度の環境下でスポーツを実施した場合に，高体温と脱水のために起こってくる．その中で最も重症な病態である熱射病では，全身臓器に異常をもたらし，突然死を導くこともあるといわれている．

　スポーツに関連した突然死には，次のような点が特徴として認められる．
①男性に多い

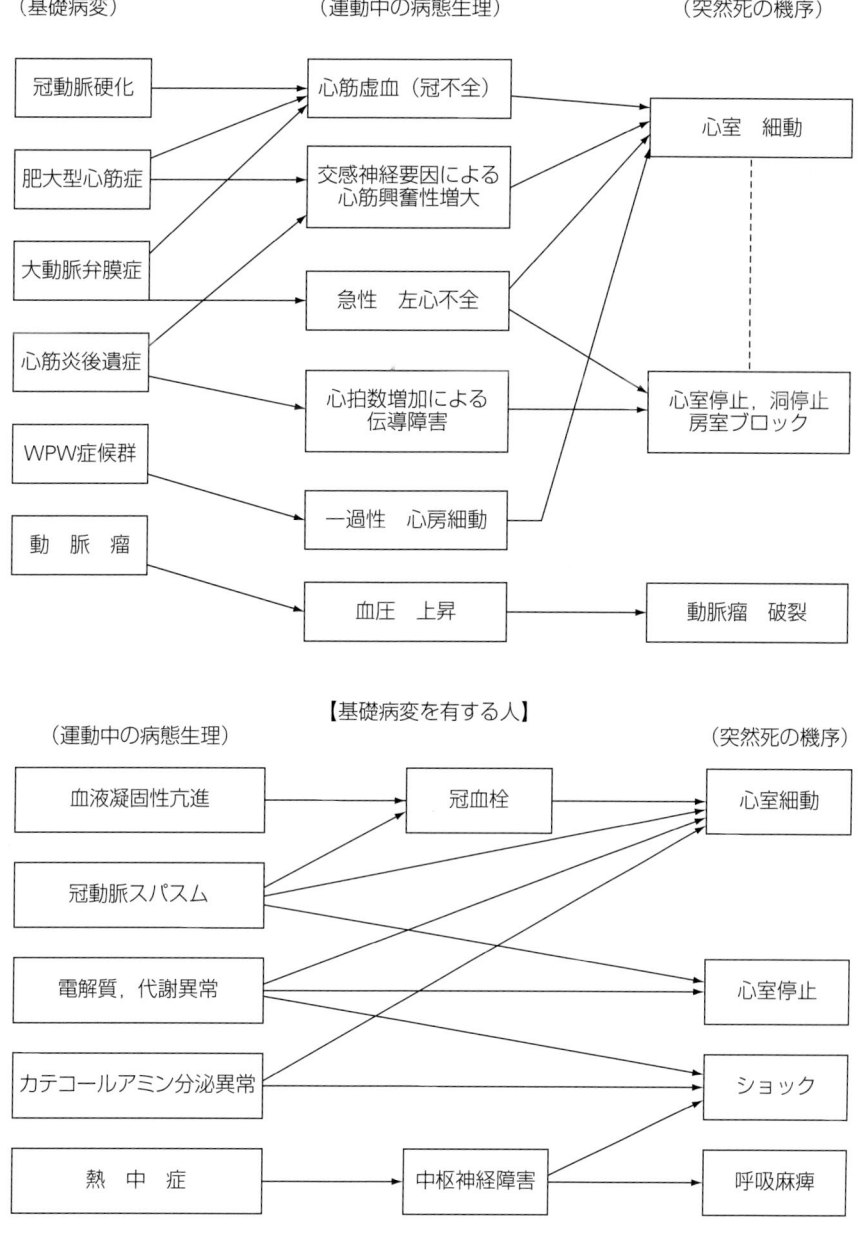

図1-4 スポーツ中の突然死の機序
(村山正博：スポーツのための心電図メディカルチェック（1版），37-41，文光堂，東京，1987. より一部改変)

②中高年者に多い
③若年者の原因基礎疾患としては肥大型心筋症あるいは左冠動脈起始異常が多い
④中高年者の原因基礎疾患としては圧倒的に冠動脈硬化性心疾患（心筋梗塞）が多い
⑤年齢に関わらず原因基礎疾患のほとんどすべては循環器疾患である

しかしながらスポーツに関連した突然死のすべての例で，剖検により原因基礎疾患が判明している訳ではない．ある研究者では，スポーツに関連した突然死の約1/3で剖検を実施しても原因が不明であったと，報告している．それゆえ前述した原因以外に，次のようなものが推測されている．
①心臓刺激伝導系の萎縮・変性・線維化・出血
②心臓刺激伝導系に血液を供給している血管の狭窄
③抗ストレスホルモン（ノルアドレナリン，アドレナリン，副腎皮質刺激ホルモン，コーチゾルなど）の分泌不全

4）スポーツに関連した突然死の機序

スポーツ中の事故に関係してくると思われる，運動中に起こり得る一連の事項に関して，Rowe[11]が報告している．それを，図1-3に示してある．長時間にわたる持久性激運動はカテコールアミン分泌増加を促し，このことが冠動脈スパスムを誘発し，直接的に心筋虚血を起こしてくる．また冠動脈スパスムは血管内膜障害をもたらすことになり，血栓形成にも間接的に関与してくる．カテコールアミン増多の状態自体も血栓形成の可能性を高めることになり，乳頭筋や心筋の局在的線維化を促すことになる．これらのことも，心筋虚血に関係してくると推測される．高地での運動では，低酸素血症により呼吸性アルカローシスがもたらされ，冠動脈スパスムが誘発されることも推測されている．暑熱環境下では，血清マグネシウムイオンの低下が起こり，このことが血栓形成の可能性を亢進し，乳頭筋や心筋の局在的線維化を促すことも推測されている．以上のことは一方的に進行するのではなく，修復と形成を反復していると推測されている．これらの事項が単独にあるいは複合的に絡み合って，運動中の事故が発生してくると考えられている．

村山[12]が報告しているスポーツに関連した突然死の機序を，図1-4に示してある．前述したように運動に関連した突然死を起こした選手の剖検結果によれば，循環器疾患を有していた者が多くを占めている．冠動脈硬化症，肥大型心筋症，大動脈弁膜症，心筋炎後遺症，WPW症候群といった基礎疾患があれば，運動時に心筋虚血，心筋興奮性増大，急性左心不全，伝導障害，心房細動を起こす可能性があり，心室細動や心室停止をもたらし，突然死につながると推測される．また動脈瘤を有していれば，運動時の血圧上昇により，動脈瘤破裂を起こし，突然死につながることも推測される．

基礎疾患を有していなくとも，運動中に血液凝固性亢進，冠動脈スパスム，電解質・代謝異常，カテコールアミン分泌異常を起こし，心室細動，心室停止，シ

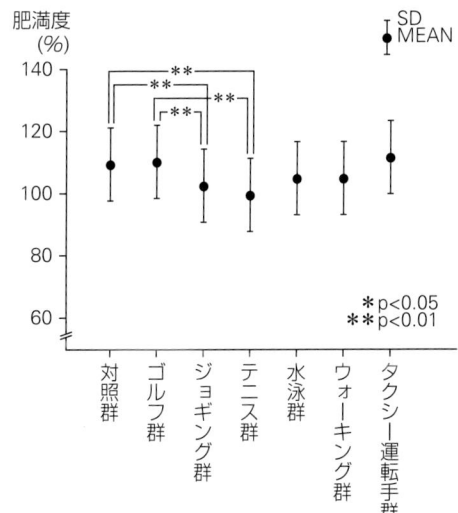

図1-5　スポーツ愛好家群の肥満度

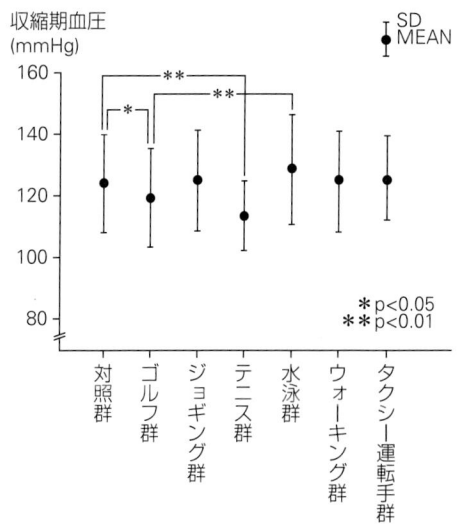

図1-6-1　スポーツ愛好家群の収縮期血圧

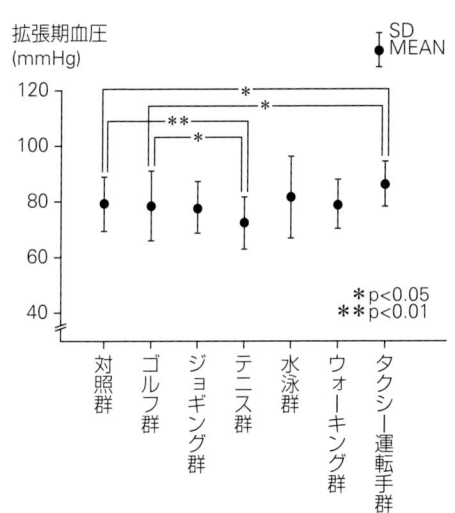

図1-6-2　スポーツ愛好家群の拡張期血圧

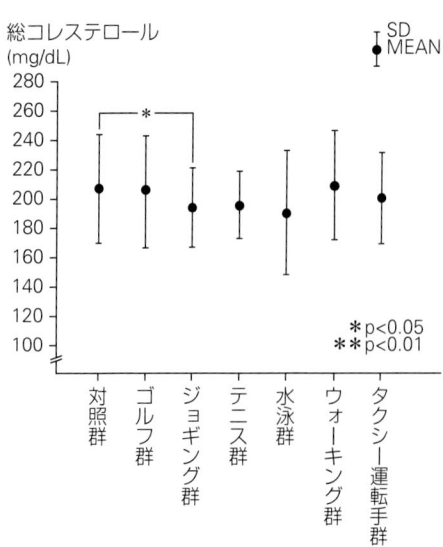

図1-7　スポーツ愛好家群の総コレステロール

11

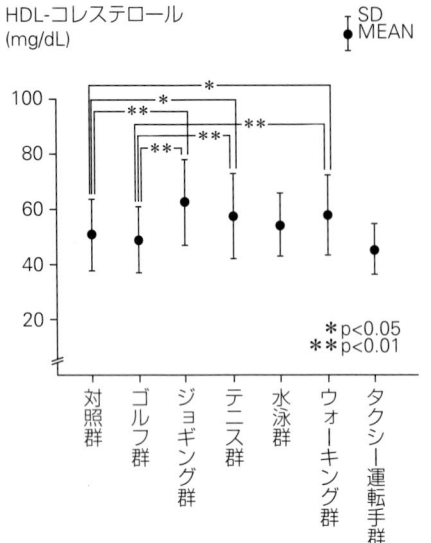

図1-8　スポーツ愛好家群のHDL-コレステロール

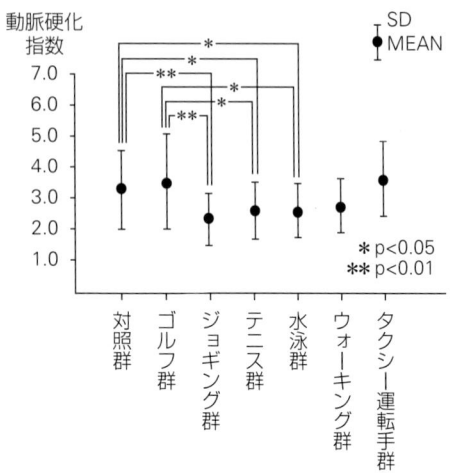

図1-9　スポーツ愛好家群の動脈硬化指数

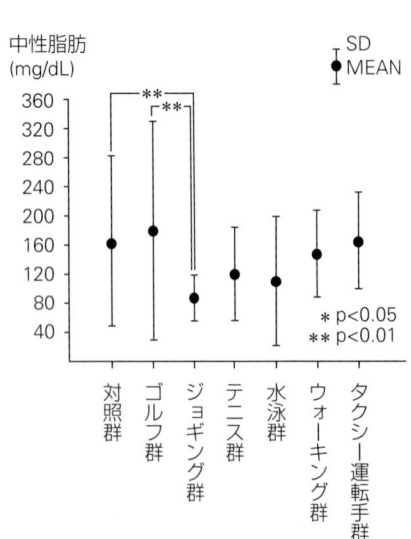

図1-10　スポーツ愛好家群の中性脂肪

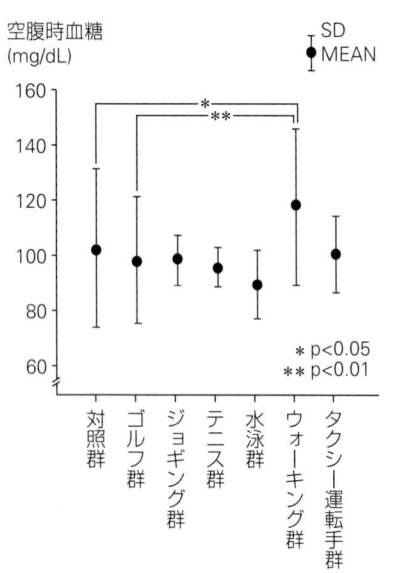

図1-11　スポーツ愛好家群の空腹時血糖

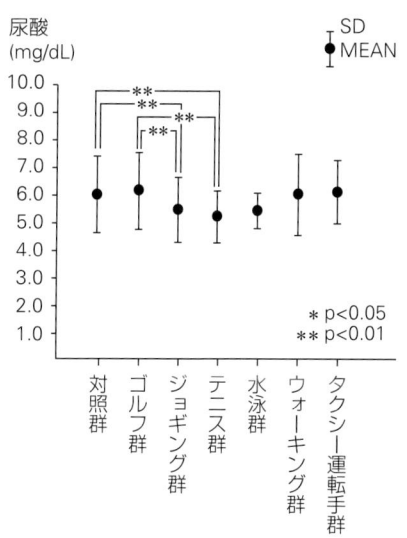

図1-12 スポーツ愛好家群の尿酸

ョックがもたらされることも推測されている．熱中症の場合には，異常な高体温や高度の脱水のために，中枢神経障害やDIC（disseminated intravascular coagulopathy：全身性血管内凝固症候群）を起こし，ショック，呼吸麻痺をもたらし，突然死につながることも推測されている．メディカルチェックにおいて基礎疾患が認められていない場合にも突然死が起こっており，運動中に起こり得る病態生理学的変化にも注意が必要と思われる．

3．スポーツ死の背景となるもの

1）冠危険因子保有者に関して

（1）一般市民スポーツ愛好家における冠危険因子保有状況

坂本ら[13]は，一般市民スポーツ愛好家における冠危険因子保有状況について，報告している．対象は，某病院にて人間ドックおよび某健康センターにて健康チェックを受けた男性498名であった．対象の内訳は，ゴルフ実施群（G群）111名，ジョギング実施群（J群）75名，テニス実施群（T群）28名，水泳実施群（S群）28名，ウォーキング実施群（W群）26名，非運動実施群（C群）230名であった．各々の平均年齢および実施頻度は，G群：50.8±9.0歳，3.0±1.8日／月；J群：42.6±9.3歳，3.6±2.0日／週；T群：43.7±10.0歳，2.2±1.5日／週；S群：42.7±6.9歳，1.6±1.0日／週；W群：56.9±9.2歳，6.4±1.6日／週；C群：49.1±9.6歳であった．これらの対象に対して，身体測定，血圧測定，採血（空腹時）を実施し，スポーツ実施状況および喫煙状況などに関して問診を行なった．検討した冠危険因子は，肥満度（桂-Broca法），喫煙の有無，収縮期血圧，拡張期血圧，空腹時血糖，総コレス

表1-8 スポーツ愛好家群における冠危険因子ありの頻度（%）

剖検所見	C群	G群	W群	J群	T群	S群	Tx群
肥満	20.9	17.0	6.3	2.7	10.5	6.7	21.4
喫煙	45.3	52.1	50.0	13.5	21.1	20.0	64.3
sBP ↑	3.5	2.1	0	0	0	6.7	0
dBP ↑	6.4	7.4	6.3	2.7	0	13.3	14.3
FBS ↑	19.0	8.3	50.0	9.5	5.3	14.3	35.7
T. Chol ↑	33.1	29.8	37.5	10.8	15.8	13.3	28.6
HDL-Chol ↓	20.7	26.1	12.5	2.9	0	0	28.6
TG ↑	41.5	42.6	50.0	2.7	15.8	13.3	50.0
A.I. ↑	24.9	37.0	6.3	2.9	5.3	14.3	42.9
uric A ↑	21.1	28.0	31.3	8.1	5.3	0	20.0

SBP：収縮期血圧　dBP：拡張期血圧　FBS：空腹時血糖
T.Chol：総コレステロール　HDL-Chol：HDL-コレステロール
TG：中性脂肪　A.I.：動脈硬化指数　uric A：尿酸

表1-9 スポーツ愛好家群における冠危険因子保有数

		C群	G群	W群	J群	T群	S群	Tx群
冠危険因子保有数	0個	23	14	1	24	10	8	0
	1個	44	21	4	9	4	4	2
	2個	31	20	3	2	2	1	5
	3個	31	12	4	2	2	0	1
	4個	18	6	2	0	1	2	3
	5個	18	13	2	0	0	0	3
	6個	7	6	0	0	0	0	0
	7個	0	2	0	0	0	0	0
	計	172名	94名	16名	37名	19名	15名	14名

テロール，HDL-コレステロール，動脈硬化指数，中性脂肪および尿酸などであった．これらの冠危険因子の平均値，異常値を示している者の頻度に関して，各群間で比較検討した．各冠危険因子の平均値の比較が，図1-5～図1-12に示してある．各スポーツの実施が冠危険因子に与える有益な効果を判定するために，平均値に関してC群との比較を行なった．有意に低値を示していたのは以下のようであった．

・肥満度はJ群およびT群
・収縮期血圧はG群およびT群
・拡張期血圧はT群
・総コレステロールはJ群
・動脈硬化指数はJ群，T群およびS群
・中性脂肪はJ群
・尿酸はJ群およびT群
　またHDL-コレステロールが有意に高値を示していたのは，J群，T群および

表1-10 平成4年度当大学新入生の
　　　 クラブ別人数

対象	
国際武道大学平成4年度男子新入生508名のうち身体測定および血液検査を受けた 478名	
運動クラブ別人数	
剣道　　88名	バレーボール　　21名
柔道　　68名	バスケットボール　16名
陸上競技　55名	ハンドボール　　16名
野球　　47名	空手道　　　　　13名
サッカー　38名	体操　　　　　　13名
ラグビー　25名	弓道　　　　　　10名
水泳　　25名	その他　　　　　47名

表1-11 平成4年度新入生全体の体組成および
　　　 血清脂質

新入生全体の結果	
平均身長	172.4±6.4cm
平均体重	70.7±11.5kg
平均体脂肪率	17.0±6.3%
肥満（体脂肪率20%以上）	119名（25.4%）
皮下脂肪厚測定不能含む	128名（26.8%）
T-Chol高値	14名（3.0%）
（230mg/dL以上）	
HDL-C低値	38名（8.1%）
（40mg/dL以下）	
AI高値（4.0以上）	16名（3.4%）
TG高値	105名（22.4%）
（150mg/dL以上）	

表1-12 平成4年度新入生における主なクラブ別の異常者出現頻度

肥満		HDL-C低値		TG高値	
柔道部	60.3%	柔道部	16.2%	野球部	57.4%
弓道部	30.0%	野球部	14.9%	サッカー部	36.8%
野球部	29.8%	サッカー部	10.5%	水泳部	36.0%
剣道部	25.0%	剣道部	8.0%	バスケットボール部	31.3%
ラグビー部	24.0%	水泳部	4.0%	ハンドボール部	31.3%
T-Chol高値		AI高値			
弓道部	10.0%	ラグビー部	12.0%		
サッカー部	7.9%	バスケットボール部	6.3%		
柔道部	4.4%	柔道部	5.9%		
野球部	4.3%	サッカー部	5.3%		
ラグビー部	4.0%	水泳部	4.0%		

W群であった（なおW群で糖尿病患者が多いために，血糖の平均値の比較は省略した）．冠危険因子の値が異常を示している頻度を，表1-8に示してある．各群間で比較検討した結果，C群に比較して有意に頻度が低い群は以下のようであった．

・肥満有りはJ群
・喫煙有りはJ群，T群およびS群
・総コレステロール高値はJ群，T群およびS群
・HDL-コレステロール低値はJ群およびT群
・動脈硬化指数高値はW群，J群およびT群
・中性脂肪高値はJ群
・尿酸高値はT群

さらに表1-9に示してあるように，冠危険因子保有数別に各群における頻度を求め，各群間で比較検討した．冠危険因子保有数0の頻度がC群に比較して有

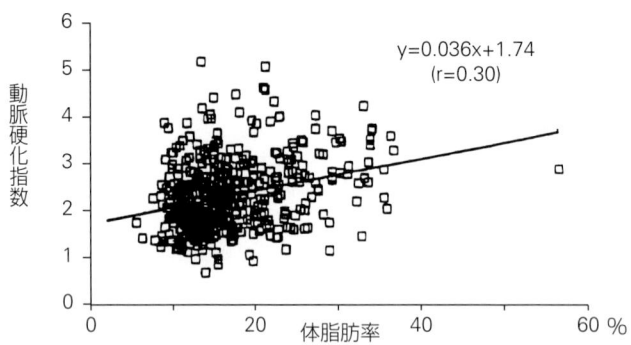

図1-13 平成4年度新入生における体脂肪率と動脈硬化指数との関連

意に高値を示していたのは，J群，T群およびS群であった．また冠危険因子保有数3個の頻度が有意に低値を示していたのも，J群，T群およびS群であった．

これらの結果をまとめると，定期的にスポーツを実施していても，種目によっては必ずしも好ましい効果が得られるとは限らないことが判明する．特にゴルフ実施群では，非運動実施群と比較しても冠危険因子保有状況にほとんど差異が認められていなかった．この点に他の因子（体調不良などの）が加わったがゆえに，ゴルフコースで突然死が多く起こっているように推測される．

(2) 最近の体育大学生における脂質代謝異常の状況

坂本ら[14]は，某体育大学生における脂質代謝異常の現況を報告している．対象は，平成4年度男子新入生のうち身体測定および血液検査を受けた478名であった．対象の所属運動クラブ別人数は，表1-10に示してある．最も多いクラブは剣道部（88名）であり，柔道部（68名），陸上競技部（55名），野球部（47名），サッカー部（38名），ラグビー部および水泳部（25名）などと続いていた．対象の身長，体重，体脂肪率（皮下脂肪厚より求めた），総コレステロール，HDL-コレステロール，動脈硬化指数および中性脂肪の値に関して，比較検討した．対象全体の結果を，表1-11に示してある．肥満学生は128名（26.8％），総コレステロール高値は14名（3.0％），HDL-コレステロール低値は38名（8.1％），動脈硬化指数高値は16名（3.4％），中性脂肪高値は105名（22.4％）に各々認められた．主な運動クラブ別の異常者出現頻度を，表1-12に示してある．項目によって頻度の高いクラブが相違しているが，柔道部，弓道部，剣道部，野球部，ラグビー部などに脂質代謝異常が多い傾向が認められる．肥満学生と非肥満学生との間での，脂質代謝異常の頻度の比較検討結果を，表1-13に示してある．HDL-コレステロール低値および動脈硬化指数高値の頻度は，肥満学生の方で有意に高いことが判明している．体脂肪率と動脈硬化指数との関係を，図1-13に示してある．体脂肪率が高くなるにつれて動脈硬化指数も高くなることが，推測される．各学年における総コレステロール，HDL-コレステロール，動脈硬化指数および中性脂肪の各平均値を，表1-14に示してある．特に総コレステロール，動脈硬化指数および中性脂肪の平均値は，高学年になるにつ

表1-13 平成4年度新入生肥満学生と非肥満学生との比較

	T-Cho 高値				TG 高値		
	あり	なし			あり	なし	
肥満	5名 (4.2%)	114名 (95.8%)	119名	肥満	24名 (20.1%)	95名 (79.9%)	119名
非肥満	9名 (2.6%)	341名 (97.4%)	350名	非肥満	81名 (23.1%)	269名 (76.9%)	350名
x^2 検定 有意差なし				x^2 検定 有意差なし			
	HDL-C 低値				AI 高値		
	あり	なし			あり	なし	
肥満	16名 (13.4%)	103名 (86.6%)	119名	肥満	8名 (6.7%)	111名 (93.3%)	119名
非肥満	22名 (6.3%)	328名 (93.7%)	350名	非肥満	8名 (2.3%)	342名 (97.7%)	350名
x^2 検定 $p < 0.05$				x^2 検定 $p < 0.05$			

表1-14 平成4年度各学年間の脂質代謝の相違

	T-Chol (mg/dL)	HDL-C (mg/dL)	TG (mg/dL)	AI
1年	172.9 ± 30.3	53.4 ± 10.8	111.7 ± 68.6	2.34 ± 0.79
2年	178.6 ± 29.3	52.5 ± 12.0	138.3 ± 80.4	2.53 ± 0.82
3年	182.9 ± 31.3	52.0 ± 10.7	112.4 ± 69.2	2.64 ± 0.91
4年	186.3 ± 31.9	53.6 ± 12.3	137.9 ± 87.4	2.64 ± 1.00

表1-15 平成4年度各学年の脂質代謝異常の出現頻度

	T-Chol ↑	HDL-C ↓	AI ↑	TG ↑
1年	17名	45名	14名	115名
2年	16名	63名	25名	169名
3年	28名	42名	32名	76名
4年	38名	51名	41名	149名

れて徐々に高くなっている．HDL-コレステロールの平均値は，高学年になってもほとんど変化していなかった．同様なことが，各学年の脂質代謝異常の出現頻度からもうかがえる（表1-15）．これらのことより，次のような点が推測できる：体育大学生においても意外に肥満を含めた脂質代謝異常を示す者が多い；運動種目によっては高頻度にトレーニングを行なっても，動脈効果の進行を抑制することに役立たない；体育大学生に対しても肥満対策（運動および食事指導）を講じることは，動脈硬化の進行を抑制する上で有益である．

(3) まとめ

　一般中高年スポーツ愛好家であろうと，若年スポーツマンであろうと，実施し

表1-16 スカッシュプレーヤーに関連して突然死を起こしたプレーヤーの生前の前駆症状

症状	人数（名）
胸痛／狭心痛	15
増強する疲労感	12
消化不良／胸やけ／胃腸症状	10
強い息切れ	6
耳あるいは頸部の痛み	5
不快感	5
上気道感染	4
めまい／動悸	3
強い頭痛	2
なし	5

(Northcote, R. J., Flannigan, C. and Ballantyne, D. : Sudden death and vigorous execise – a study of 60 deaths associated with squash. Br Heart J 55 : 198-203, 1986.より一部改変)

ているスポーツ種目によっては意外に冠危険因子保有者の頻度が非常に高い．さらに心筋梗塞発症の危険性において重要なことと考えられている，冠危険因子複数個保有者の頻度も種目によっては非常に高い．それゆえ年齢に関わらず冠危険因子が存在する場合には，なるべく早く改善あるいは解消していく必要がある．

2）スポーツに関連した突然死を起こした者の前駆症状

Northcoteら[15]は，プレー中に突然死を起こしたスカッシュプレーヤー60名の検討の中で，前駆症状の存在に関して報告している．その中で報告されている前駆症状を，表1-16に示してある．突然死を起こしたプレーヤーの家族や友人に質問を行ない，前駆症状の有無を調べ，非常に多くの者が何らかの自覚症状を訴えていたと報告している．胸痛（狭心痛）15名（25%），強い息切れ6名（10%），動悸あるいはめまい3名（5%），強い頭痛2名（3%）といった，循環器系に問題がありそうな前駆症状を訴えていた者が多いことは，注目に値する．さらに増強する疲労感12名（20%）といった，体調不良を推測させる前駆症状を訴えていた者が多かったことも，注目すべき点である．スポーツを安全に行なっていく上で，自覚症状の出現に注意していくことは，非常に有益なことであることが判明する．

3）体調不良時のスポーツ実施

運動負荷試験を実施していて，時折遭遇するものに負荷中止後の血管運動迷走神経反射（vasovagal reflex）がある．運動負荷中止後1～2分以内に起こるもので，急激な心拍数の減少と収縮期血圧の低下を示してくる．同時に自覚症状として，"脳貧血症状"（眼前が暗くなる，頭から血が失せていく感じ，悪心など）があり，立っていられなくなる．急激な心拍数の減少は運動負荷中止後に迷走神経（副交感神経）の緊張度が急激に高まるためと考えられており，また急激な収縮期血圧の低下は運動負荷中止後に下腿部の筋肉によるポンプ機能（筋肉の収縮と弛緩の反復による静脈内血液の心臓への還流）が消失するためと考えられている．この反射は運動不足者に起こりやすいと，以前は考えられていた．しかし通常はかなりトレーニングを積んでいる一流スポーツ選手であっても，たとえば風邪を引いて治った直後に運動負荷試験を受けた場合には，この反射を起こすこともまれではないことが判明してきている．このようなことが実際のスポーツ実施時に起これば，場合によっては突然死あるいはニアミス事故につながるであろう

表1-17 スポーツのためのメディカルチェックの手順（特に循環器系を中心とした）

1. 問診
    - 家系に突然死があるかどうか確認する
    - 既往歴に失神発作あるいは感染症があるかどうか確認する
    - 最近の自覚症状の有無を確認する
2. 理学所見
    - 胸部聴診
        心雑音，不整脈の有無を確認する
    - 血圧測定
3. 一般的血液検査および尿検査→異常があればさらに精密検査
    - 血球数算定
    - 血液生化学検査（血清酵素，クレアチニン，血清脂質，血糖，蛋白，電解質など）
    - 尿定性（糖，蛋白，潜血）
4. 胸部X線写真
    - 心陰影拡大所見の有無
    - 肺の所見の有無
5. 安静時心電図
    - 心肥大所見の有無→あれば心エコー図検査で確認する
    - 不整脈の有無→あれば必要に応じて運動負荷試験や長時間心電図記録を行なう
6. 運動負荷試験…トレッドミルや自転車エルゴメーターなどを使用して実施することが重要
    - 運動負荷心電図
        心筋虚血性変化の有無→あれば運動負荷心筋シンチグラフィー and/or 冠動脈造影検査を実施運動誘発性不整脈の有無→あれば運動実施の可否の検討
    - 血圧測定
        血圧上昇反応パターンの検討…過大な血圧上昇反応あるいは過小な血圧上昇反応
7. 心エコー図検査
    - 心肥大所見あるいは心雑音があれば必須の検査とする
8. 長時間心電図記録
    - 安静時心電図や運動負荷心電図で不整脈を認める場合には，推奨される
9. 自律神経反射試験…特に水泳や潜水（ダイビング）を行なう場合には必須
    - diving reflex 試験（潜水反射試験）
    - Valsalva 試験
10. 運動負荷心筋シンチグラフィー検査…必要に応じて実施する
11. 冠動脈造影検査…必要に応じて実施する
    - 重症冠動脈疾患には施行することが望ましい

ことは，容易に想像される．このような反射の予防のためには，ウォーミングアップおよびクーリングダウン（特にクーリングダウン）を十分に実施しておくことが推奨されている．

4．スポーツのためのメディカルチェックの私案（表1-17）

1）問診

聴取すべき問診の内容には，既往歴・自覚症状・現病歴・家族歴がある．前述のNorthcoteら[15]によると，スカッシュプレーに関連して突然死を起こした選

1. 血圧測定や胸部聴診を含めた診察を受けてから,2年以上たっていますか?	□はい	□いいえ
2. 両親あるいは医師より,今までに心雑音を聴取したと言われたことがありますか?	□はい	□いいえ
3. 過去2年以内に,胸痛や失神を経験しましたか?	□はい	□いいえ
4. 家族の中に誰か,若手(35歳未満)で突然に死亡した方はいますか?	□はい	□いいえ
5. 家族の中に誰か,医師より肥大心あるいはマルファン症候群と診断されている方はいますか?	□はい	□いいえ
6. コカインあるいは蛋白同化ステロイドホルモンを使用していますか,あるいは使用したことがありますか?	□はい	□いいえ
7. 今までに医師より競技参加は好ましくないと言われたことがありますか? 【以下は,特に35歳以上のスポーツ選手にとっては重要です】	□はい	□いいえ
8. 家族の中に誰か(両親,祖父母,姉妹,兄弟),65歳以前に心筋梗塞,バイパス手術あるいは狭心症を含めた冠動脈疾患の既往歴を持った方はいますか?	□はい	□いいえ
9. 喫煙しますか,高血圧症ですか,高コレステロール血症ですか,糖尿病ですか? 【上記の質問のうち回答が「はい」の場合には,以下の空欄に詳細に記述して下さい。あなたがスポーツに参加する前に,医師があなたの健康状態を再検討する必要があるかもしれません。】	□はい	□いいえ

図1-14 スポーツ選手の心臓スクリーニングのための質問用紙
(Ades, P. A. : Preventing sudden death:cardiovascular screening of young athletes. Phys Sportsmed 20 : 75-89, 1992.より一部改変)

手を検討したところ,ほとんどの選手に前駆症状が認められていた(表1-16).胸痛,動悸,めまい,強い息切れ,疲労感など何らかの自覚症状が,家族,友人,職場の同僚などに対して,生前(死亡する1~2週間前)に訴えられていたと報告されている.それゆえ呼吸・循環器系に関わる自覚症状に関しては,特に注意深く聴取することが重要になってくる.それまでの感染症の既往の有無に関して,聴取することも重要である.ある種のビールス感染症などでは,心筋に後遺症を残すことが知られている.失神発作が不整脈による場合もあり,以前に原因不明の失神発作が無かったかどうかを確認することも必要である.家系に原因不明の突然死を起こした者がいる時には,本人も突然死を起こす確率が高いといわれており,その点の聴取も必要である.さらに家系に若年発症(55歳未満)の心筋梗塞患者がいる場合には,やはり本人も心筋梗塞を起こしやすいといわれており,家族歴の聴取も重要である.スポーツ選手の心臓スクリーニングのための問診内容をAdes[16]が報告しており,簡便な問診の1例として図1-14に示してある.

2) 理学所見

　胸部聴診と血圧測定が主たる診察内容である.心雑音あるいは不整脈の有無を,胸部聴診により確認する.心雑音が存在すれば,心エコー図検査を実施し,器質的心疾患の有無を確認する必要がある.不整脈があれば,運動負荷試験and/or長時間心電図記録検査(ホルター心電図検査)を行ない,運動負荷による変化や,日常生活(スポーツを含めた)中の不整脈の出現状況を検討しておくことになる.高血圧症の場合には,運動の制限あるいはある種の運動様式が制限されることも

ある．

3）一般的血液検査および尿検査

　潜在的な肝機能異常や腎機能異常の有無を確認し，運動実施の可否判定に利用される．異常が認められたすべての者がスポーツ禁止になる訳ではないが，スポーツ実施の可否判定の上では重要な情報が得られる．特に血清酵素（GOT, GPT, LDH, Al-Pなど）や血清クレアチニンの値が有用である．脂質（総コレステロール，HDL-コレステロール，中性脂肪）・糖質・尿酸などの代謝異常の有無を確認するが，これらに関しては異常値であっても運動実施は有益なことの方が多い．尿蛋白排泄量が多量であったり，かなりの高血糖（空腹時200mg/dL以上のような）の場合には，一時的に運動を避けることが必要となってくる．

4）胸部X線写真撮影

　肺の所見の判定としては，肺炎や気管支炎といった急性炎症の有無の判定も行なわれる．しかしながら運動のためのメディカルチェックとしては，心陰影拡大所見の有無の判定が主要なことである．以前はスポーツ心臓の判定において重要な役割を果たしてきたが，心エコー図検査が一般的になった現在ではやや重要性がうすらいできている．

5）安静時心電図検査

　高電位差やST-T変化より，心肥大の有無を判定する．心肥大所見が存在する場合には，心エコー図検査を行なうことが重要である．不整脈が認められる場合には，前述したように運動負荷試験（運動負荷心電図）and/orホルター心電図検査を行なうことが重要である．
　以上1）～5）までの検査は，運動のためのメディカルチェックを受けるすべての者で，必須のものである．運動負荷試験も理想的には必須と考えられるが，種々の理由により実際的には全対象に実施できないのが現状である．

6）運動負荷試験

　運動のためのメディカルチェックとしては，運動負荷試験は本来必須の検査である．しかし実際にはすべての者に実施することは不可能な現況なので，各種の条件を設け，それに当てはまる場合には必ず運動負荷試験を受検させるシステムにしている．その1例として，アメリカスポーツ医学会のガイドラインを表1-18に示してある．年齢，冠危険因子保有の有無，疾患の有無，自覚症状の有無により，運動負荷試験実施の必要性を示している．運動負荷試験が必須の対象は，高齢者，3大冠危険因子（高血圧症，高脂血症，喫煙）を2個以上保有している者，循環器疾患・呼吸器疾患・代謝疾患を有する者，循環器疾患・呼吸器疾患・代謝疾患を疑わせる自覚症状を有する者である．しかしこれらの条件に当てはま

表1-18 運動プログラム参加前に行なう運動負荷試験に関するアメリカスポーツ医学会のガイドライン（現在のものと改訂版）

	健常人		高リスク者[a]		有疾患者[b]	
現在のガイドライン	＜45歳	≧45歳	＜35歳 無症状	≧35歳 無症状	有症状	
運動プログラム前に推奨される最大運動負荷試験	No[c]	Yes[d]	No	Yes	Yes	Yes
改訂されたガイドライン	若年者[e]	高齢者	無症状（全年齢）		有症状（全年齢）	
参加前に推奨される医学的検査および診断的運動負荷試験						
中等度運動[f]	No	No	No		Yes	Yes
激運動[g]	No	Yes	Yes		Yes	Yes

a：現在のガイドラインでは,「高リスク者」は主要冠危険因子を1つ以上保有している,あるいは循環器疾患,呼吸器疾患,代謝疾患を疑わせる症状を有している者.改訂されたガイドラインでは,「高リスク者」は主要冠危険因子を2つ以上保有している,あるいは循環器疾患,呼吸器疾患,代謝疾患を疑わせる症状を有している者.
b：診断された循環器疾患,呼吸器疾患,代謝疾患を有している者（現在のガイドラインおよび改訂されたガイドラインの両者に当てはまる）.
c：「No」,運動負荷試験は施行されるべきではないということを意味するのではない.むしろ運動負荷試験はかならずとも必要ではないということを意味する（現在のガイドラインおよび改訂されたガイドラインの両者に当てはまる）.
d：「Yes」は,運動負荷試験が推奨されることを意味する.
e：男性≦40歳,女性≦50歳.
f：中等度運動＝40〜60％$\dot{V}O_2max$強度の運動.
g：激運動＝60％$\dot{V}O_2max$強度を越える運動.

らなくても,スポーツを新たに開始しようと考えている者や,今後もスポーツを継続しようと考えている者に対しては,可能な限り運動負荷試験を実施すべきである.

　運動負荷試験において必ず行なわれるべき測定項目は,心電図記録および血圧測定である.心電図記録により,心筋虚血性変化の有無や運動誘発性不整脈の有無を確認することになる.これらの結果により,運動実施の可否を判定したり,さらに精密検査（運動負荷心筋シンチグラフィー,冠動脈造影検査,長時間心電図記録,電気生理学的検査など）が必要かどうかを判定する.血圧上昇反応パターンにより,心機能の推定やクーリングダウンの重要性を判定することになる.また呼気ガス分析検査を行ない,最大酸素摂取量やAT（anaerobic threshold：無酸素性作業閾値）を求めることもある.また同時に採血を行ない,乳酸・ホルモン・アンモニアなどの値を測定する場合もある.

7）心エコー図検査

　前述したように,心肥大所見や心雑音を聴取した際に,心エコー図検査が実施される.心筋肥厚,弁膜異常,左室拡大の有無などを調べ,器質的心疾患の有無

を判定している．特に若年スポーツ選手の場合には，肥大型心筋症が運動に関連した突然死の原因として頻度が高いと考えられており，重要な検査と考えられている．また駆出分画，左室内径短縮速度などを求め，その値より心機能を推定することにも応用される．

8）長時間心電図記録

運動中も含めた日常生活中の心電図を記録し，主に日常生活中での心電図異常の有無を確認することになる．環境の整った検査室で行なわれる運動負荷試験とは異なった結果が認められることもあり，運動実施中の状態を把握する上で非常に重要な検査と考えられている．

9）自律神経反射試験

diving reflex試験，Valsalva試験などがある．運動負荷試験が頻脈時の心電図変化をみる検査と考えるならば，この検査は徐脈時に誘発される心電図変化をみるものと考えられる．また自律神経のうち，迷走神経機能を判定する検査の1つとも考えられている．極端な徐脈を始めとして，心室期外収縮，房室ブロック（第1度，第2度，完全）などの不整脈が，誘発されてこないかを判定する検査である．水泳，潜水（ダイビング）を開始する前には実施されるべき検査と考えられ，最近になってdiving reflex試験が水泳・潜水開始前にかなり実施されるようになってきている．特に潜水（ダイビング）実施の可否決定に，応用されるようになってきている．

10）運動負荷心筋シンチグラフィー

^{201}TlなどのRI（放射性核同位元素）を利用して，心筋虚血の有無を確認する検査であり，最近スポーツ医学の領域においても実施されるようになってきた検査法である．運動負荷試験の結果が心筋虚血陽性と判定された場合に，冠動脈造影検査の施行前に行なわれることが多いように思われる．この検査の応用として考えられるものに，RIアンジオグラフィーがある．この検査はRIを利用して，左室機能や左室壁運動状態を検討する検査である．RIアンジオグラフィー検査がスポーツ選手に対して行なわれ，その結果の報告が発表されるようになってきている．

11）冠動脈造影検査

スポーツ選手に対して行なわれることはまれであるが，実施される．

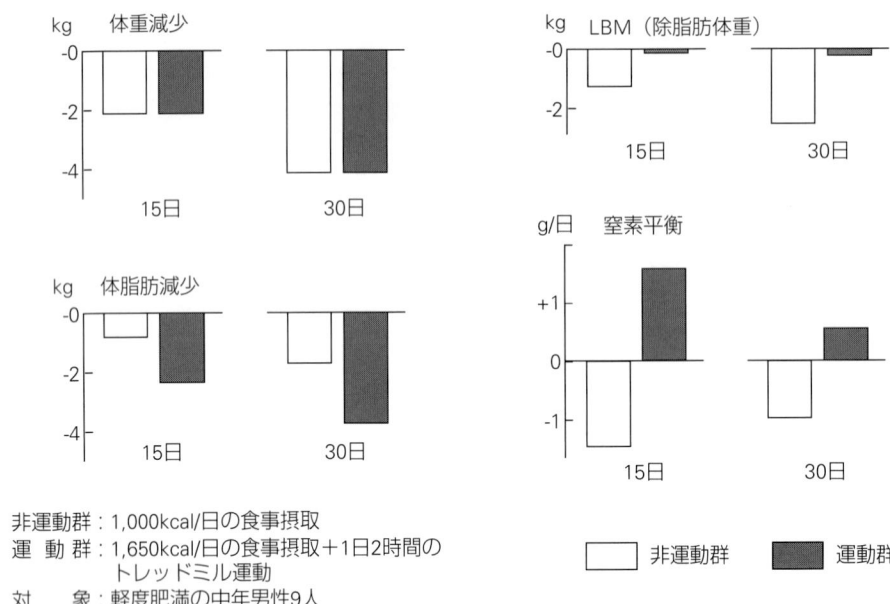

非運動群：1,000kcal/日の食事摂取
運　動　群：1,650kcal/日の食事摂取＋1日2時間の
　　　　　　トレッドミル運動
対　　　象：軽度肥満の中年男性9人

図1−15　肥満に対する運動の効果
（鈴木慎次郎他：肥満治療のための運動と栄養の処方に関する研究．体育科学4：31−38，1976．）

5．生活習慣病に対する運動療法の効果

1）肥満に対して
（1）肥満の定義

　肥満とは，体内に存在している脂肪組織に異常に脂肪が蓄積している状態である．肥満の診断は，何らかの方法でこの体内に蓄積している脂肪の量（体脂肪量）あるいは割合（体脂肪率）を求めて行なわれる．皮下脂肪厚を求める方法（キャリパー法，超音波法，CT法，MRI法など），インピーダンス法，Kイオン測定法，そして最も信頼度が高いと考えられている水中体重秤量法などを使用し，多くの研究者により報告されている公式を応用して，体脂肪量や体脂肪率が求められる．一般的には，体脂肪率が男性で20％以上，女性で30％以上の場合に肥満と診断され，軽度，中等度，高度肥満と区別されることもある．肥満は他のいわゆる生活習慣病と合併することが多く，動脈硬化性疾患である心筋梗塞や脳梗塞の危険因子の1つに挙げられている．

　超肥満に対する外科的療法を除けば，肥満の治療法の主たるものは運動療法と食事療法である．肥満の治療で重要な点は，体内に異常に蓄積した脂肪を取り除き，筋肉および骨量（除脂肪量）を維持あるいは増大させることにある．
（2）肥満に対する効果

　鈴木ら[17]は，軽度肥満中年男性9名を対象にして，肥満に対する運動の効果

表1-19 HDL-コレステロール値と運動活動

著者	対象（名）	研究期間	運動内容	HDL-コレステロール
Williams ら	無症状の非運動実施者 30～55歳（48）	52週間	10マイル/週（3時間20分/週）の歩行あるいはジョギング（5時間45分/週）	8mg/dL 増加
Streja と Mymin	虚血性心疾患を有した非運動実施中年者（32）	13週間	歩行，ジョギング 30分/日	3.5mg/dL（10%）の増加
Erkelens ら	心筋梗塞後患者（83）	26週間	歩行，ジョギング，体操 45分/1回，3回/週	4.2mg/dL（11.7%）の増加
Altekruse と Wilmore	非運動実施者（39）	10週間	歩行，ジョギング，あるいはランニング5マイル/週（3回/週）	α-リポプロテイン（50%）の増加
Huttunen と Froberg	無症状のフィンランド人（100）	16週間	20～30分の運動 3～4回/週	11%の増加
Carlson ら	健常スポーツマン（約50）	10週間	500km歩行	前 62mg/dL 6日目 70mg/dL（12%の増加）
Goldberg ら	男性（8） 女性（6）	16週間	ウエイトトレーニング	総コレステロール/HDL比（15～20%減少）
Shephard ら	フィットネスプログラム実施者（256）	26週間	ジョギング，体操 1回30分	変化（－）
Jennings ら	志願者（男性, 12）	16週間	4種類の運動	変化（－）
Pauly ら	フィットネスプログラム実施者（73）	14週間	5種類の運動	変化（－）

（McCunney,R.J.より）

を検討し，報告している．1,650kcal／日の軽度食事制限と2時間／日のトレッドミル運動を行なわせた運動群と，1,000kcal／日の食事制限のみを行なわせた非運動群の2群に対象を分け，30日間の運動あるいは食事制限の効果を判定している．その結果を，図1-15に示してある．体重減少の程度は，15日時点で約2kg，30日時点で約4.5kgと，両群間で差は認めなかった．しかし体脂肪量の減少は運動群で有意に大きく，除脂肪体重（LBM）の減少は運動群で有意に小さかった．また窒素平衡は運動群では（＋）に傾き，骨格筋分解の少なかったことが推測された．肥満治療を考えていく際に，これらの効果は非常に好ましいものであると結論づけている．

2）高脂血症に対して
(1) 中性脂肪に対する効果
　運動の効果に関しては，多くの研究者により報告されている．Lopezら[18]は，

13名の医学部学生を対象にして，7週間にわたりジョギング（30分間／日）を行なわせ，血清脂質の変化を検討し報告している．総コレステロールの減少はわずかであったが，中性脂肪の減少は有意であったと結論している．またHolloszyら[19]は，それ以前にまったく運動を実施していなかった15名の男性を対象に，6カ月間にわたって運動トレーニングを行なわせ，血清中性脂肪の変化を検討している．運動トレーニング前に208mg/dLであった中性脂肪は，運動トレーニング後に125mg/dLにまで有意に減少したと報告している．

(2) 総コレステロールに対する効果

運動の効果に関しては，研究者により多様な報告がなされている．Oscaiら[20]は，5名の高脂血症患者を対象に，3～4マイルのジョギングを4日間実施させた．4日後に中性脂肪の減少は認められたが，総コレステロールには差が認められなかったと報告している．

Kilbomら[21]は，42名の中年男性を対象にして，2～3日／週の運動（ランニングなど）トレーニングを8～10週間実施させ，その結果を報告している．運動トレーニング後に，総コレステロール値は有意に減少したと報告している．またAltekruseら[22]は，39名の男子学生を対象に，10週間の歩行運動などを実施させ，運動の効果を検討した．トレーニング後に総コレステロール値は減少していたと，報告している．

(3) HDL-コレステロールに対する効果

血清脂質に対する運動の効果としては，動脈硬化の予防上，総コレステロールや中性脂肪以上にHDL-コレステロールに対するものが重要である．HDL（high density lipoprotein：高比重リポ蛋白）は血管壁に沈着しているコレステロールを取り去り，HDL-コレステロールとなって肝臓へと運搬され，処理される．それゆえ動脈硬化の進行を抑制する作用を，HDLは持っていると考えられている．血清HDL-コレステロールに対する運動トレーニングの効果に関する報告を，表1-19に示してある．健常人および有疾患者の両者に対して，運動トレーニングはHDL-コレステロール値を上昇させる効果を持っていることが判明する．また研究当初は，かなりの運動トレーニング量が実施されなければ，HDL-コレステロール値を増加させる効果は得られないと，考えられていた．しかし表1-19で分かるように，必ずしもそれほどの運動量は必要とせず，HDL-コレステロールを増加させることは可能と考えられる．

さらに最近になり，HDL-コレステロールの亜分画であるHDL$_2$-コレステロール，HDL$_3$-コレステロールに対する運動の効果を検討するようになってきている．

(4) 脂質代謝異常に対する運動の効果の機序

運動の急性効果としての血清脂質の変化の機序としては，骨格筋や血中の中性脂肪が運動のためのエネルギー源として利用されたことや，カイロミクロンからHDL-コレステロールへの代謝反応が，活性化されることが関与していると考えられている．これらのことは，骨格筋や脂肪組織の血管内皮に存在しているLPL（lipoprotein lipase：リポ蛋白リパーゼ）の活性が亢進するためと考えら

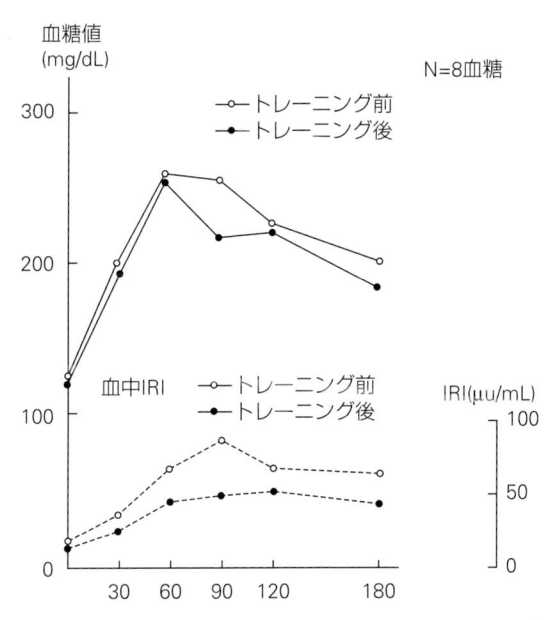

図1-16 トレーニング前後における安静時100gブドウ糖負荷試験
対象：インスリン非依存性糖尿病
トレーニング内容：65〜85％ $\dot{V}_{O_2}max$ の有酸素的運動（3カ月間）
(武越 裕他：糖尿病のひと―病気のひとの運動と栄養の考え方．臨床栄養 **65**（5）：548-554，1984．より一部改変)

れている（Lithellら[23]）．

また長期間にわたって有酸素的トレーニングを続けているスポーツ選手において，脂肪組織LPLとHDL-コレステロールが有意に相関していること，一般人対照や短距離走選手に比較してＬＰＬが有意に高値を示していることなどからも，HDL-コレステロール値の増加にＬＰＬ活性の亢進が関与していることが，推測されている（Nikkilaら[24]）．肝臓で生成されるLCAT（lecithin cholesterol acyltransferase）のHDLとの強い親和性，そしてLCATがHDLに作用して遊離エステルをエステル化するといわれている．以上のことから，長期間の有酸素的トレーニングはLCAT活性を亢進させることにより脂質代謝異常改善を導いていることが，推測される（Glomset[25]）．

3）糖尿病に対して
(1) 糖尿病の定義
糖尿病は，膵臓ランゲルハンス島より分泌されるホルモンの1つであるインスリンの分泌量が，絶対的あるいは相対的に低下している状態と，定義されている．このインスリン不足のために，血中の糖質が筋肉内に取り込まれていく機能が障害され，血糖値が高くなり，尿中に糖が排泄されるようになる．インスリンは，血中の糖質が筋肉内に取り込まれていく際に重要な役割を果たしている．作用す

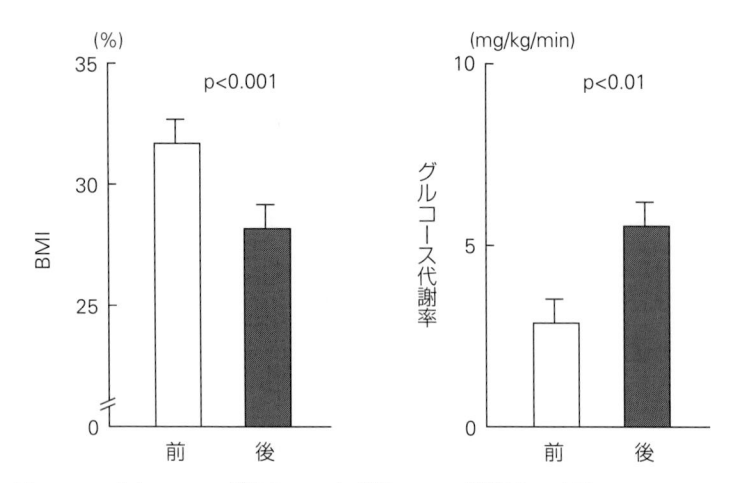

図1-17 トレーニング後のBMIとグルコース代謝率の変動
(佐藤祐造,押田芳治:トレーニングの運動効果―糖尿病運動療法の現状とその実際.臨床スポーツ医学5(5):509-514, 1988.)

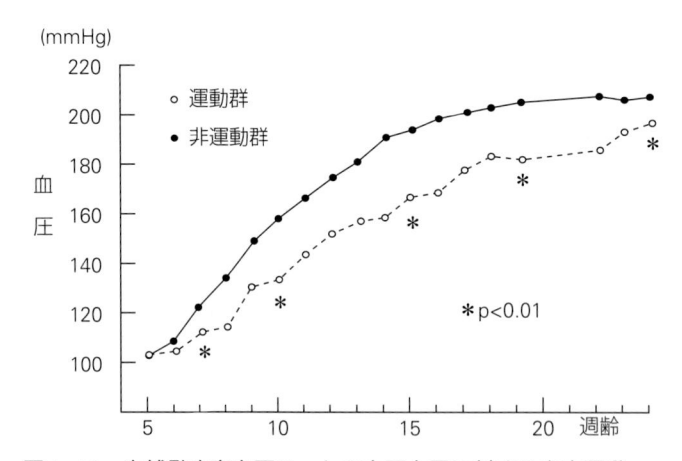

図1-18 自然発症高血圧ラットの血圧上昇に対する自由運動トレーニングの効果
(鈴木慎次郎:高血圧ラットに対する運動の効果.からだの科学89:127-131, 1979.より一部改変)

るインスリンの量が同一であっても,筋肉内に取り込まれていく糖質の量には相違があり,このことをインスリン感受性と称している.糖尿病の診断は,糖負荷試験(多くの場合75gブドウ糖負荷)を実施し,その際の血糖値やインスリン値の反応パターンにより行なわれる.インスリンは糖質代謝に関係しているだけではなく,脂質および蛋白質代謝にも関係している.糖尿病も,動脈硬化性疾患である心筋梗塞や脳卒中の危険因子の1つに挙げられている.

(2) 糖尿病に対する効果

武越ら[26]は,インスリン非依存型糖尿病患者8名を対象にして,3カ月間の有

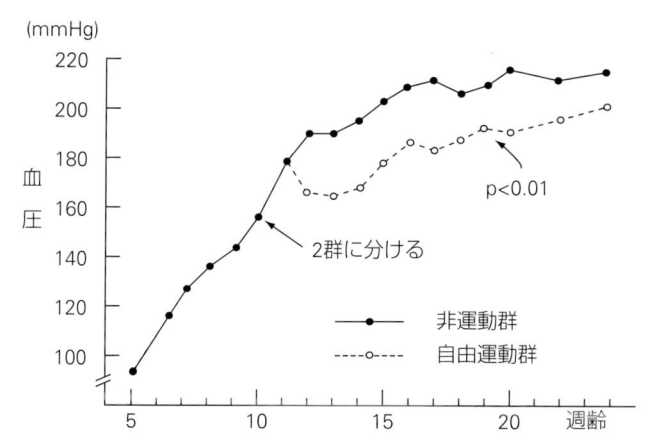

図1-19 高血圧発症後の自然発症高血圧ラットの血圧上昇に対する自由運動トレーニングの効果
（鈴木慎次郎：高血圧ラットに対する運動の効果．からだの科学89：127－131，1979．より一部改変）

酸素性運動トレーニングの効果を検討している．運動トレーニング前後での糖負荷試験の結果より耐糖能の変化を比較し，インスリン感受性に関して報告した．その結果を，図1-16に示してある．運動トレーニング後には，糖負荷後の血糖値の上昇が減少しており，同時にインスリン分泌反応も低下していた．これはインスリン感受性亢進を示していることになり，等量のインスリンに対する血中のブドウ糖の骨格筋組織への取り込みが増加したためと，結論付けている．

　佐藤と押田[27]は，単純肥満患者6名および肥満糖尿病患者9名に4〜8週間にわたって食事制限（1,000〜1,600kcal）と運動トレーニング（2km走あるいは1万歩／日の歩行）を実施させ，その前後にてインスリンクランプ法（euglycemic insulin clamp）よりグルコース代謝率の変化を検討している．その結果を，図1-17に示してある．運動トレーニング後にはグルコース代謝率が有意に増大しており，これはインスリン感受性亢進を示すと，報告している．

　このように適切な有酸素性運動は，インスリン感受性亢進をもたらすことになり，また肥満，高脂血症といった脂質代謝の改善を導くことになる．これらのことより，糖尿病の治療法として運動トレーニングを食事療法とともに実施させることは，有意義なことと考えられる．

4）高血圧症に対して
(1) 高血圧に対する効果

　鈴木[28]は，自然発症高血圧ラット（SHR）を使用して，高血圧に対する運動の効果を検討している．このSHRに対して，生後5週頃より自由運動（水車のような運動器具で）を行なわせると，非運動群（ケージの中に入れたままにしておく）に比較して，各週齢で有意に低い血圧を示している（図1-18）．またSHRを生後10週頃に自由運動群と非運動群に分けて経過をみると，これ以降自由運

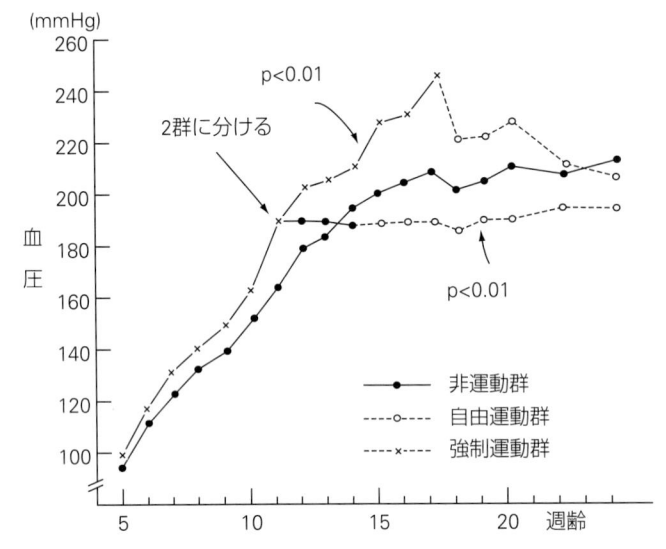

図1-20 自然発症高血圧ラットの血圧上昇に対する自由運動トレーニングと強制運動トレーニングの効果の相違
(鈴木慎次郎：高血圧ラットに対する運動の効果．からだの科学89：127-131, 1979．より一部改変)

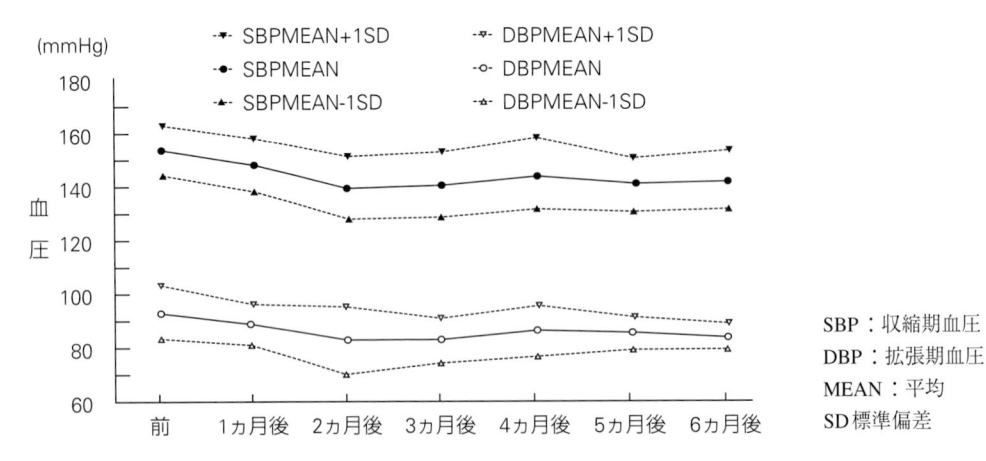

図1-21 運動トレーニングに伴う血圧変動
(宇佐見暢久：高血圧の運動療法．治療63(6)：1201-1206, 1981．より一部改変)

SBP：収縮期血圧
DBP：拡張期血圧
MEAN：平均
SD 標準偏差

動群の方が非運動群に比較して，有意に低い血圧を示すようになっている（図1-19）．さらにSHRを，自由運動群と強制運動群（ラット用トレッドミル上を走行させるが，さぼると電気刺激を受ける）に分けて経過をみると，強制運動群では非運動群に比較しても逆に高い血圧を示している（図1-20）．これらの結果より，自由運動には血圧の上昇を抑制する効果があること，ある週齢（ヒトでは年齢に相当）から運動を開始しても効果のあること，運動を無理にやらせても効

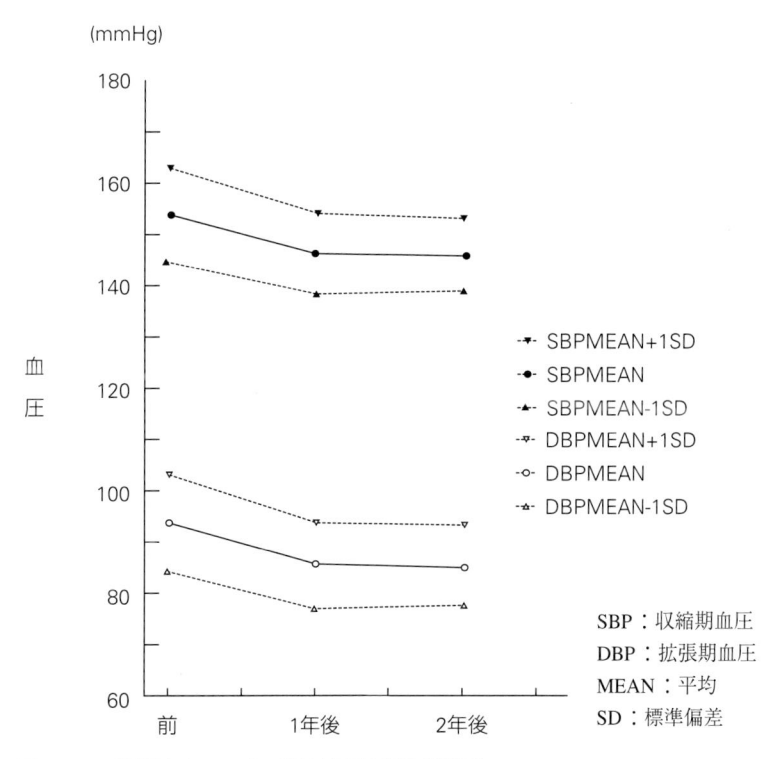

図1-22 運動トレーニングに対する年次的変化
(宇佐見暢久：高血圧の運動療法. 治療63(6)：1201-1206, 1981. より一部改変)

表1-20 運動による降圧の機序

1. 交感神経系活動の低下 ……カテコールアミン減少
タウリン増加
2. 血管の拡張　………………プロスタグランジンEの増加
3. 利尿作用　…………………プロスタグランジンEの増加
心房性ナトリウム利尿ホルモンの増加
4. その他

(荒川規矩男：高血圧－スポーツと臨床応用. 最新医学43(10)：2225-2229, 1988.)

果のないことなどが判明したと結論付けている．

　宇佐見ら[29]は，大阪市内にある某スポーツクラブ会員を対象に，高血圧に対する長期間の運動の効果を検討し，報告している．境界閾血圧あるいは軽症高血圧の会員に対して，3回／週位トレッドミルや自転車エルゴメーターで各対象に適切な運動を行なわせた．その血圧変動を月別にみたのが，図1-21に示してある．収縮期血圧，および拡張期血圧は2カ月あるいは3カ月後までに十分に低下し，その後はあまり変化していない．同じ対象で年毎の血圧の変動をみたものが，図1-22に示してある．1年後には有意に血圧は下降しているが，1年後から2

年後にはほとんど血圧に差を認めていない．あるレベルまたはある期間を越えると，運動を継続していても血圧はあまり変化してこない．

　Boyerら[30]は，高血圧患者23名に対し運動療法を行なわせ，ほとんどの患者で収縮期血圧および拡張期血圧が低下したと報告している．

(2) 高血圧に対する運動の降圧機序
・運動の降圧機序はいまだ不明であるが，表1-20のようなことが荒川[31]により推測されている．
・運動トレーニングによりカテコールアミンが減少したり，タウリンが増加することにより，交感神経活動度が低下する．
・プロスタグランジンEの増加により，血管の拡張が起こる．
・プロスタグランジンEや心房性ナトリウム利尿ホルモンの増加により，利尿作用が働くなど．

【文　　献】

1) Maron, B. J. et al. : Sudden death in young athletes. Circulation **62** : 218-229, 1980.
2) Waller, B. F. : Exercise-related sudden death in young (age ≦ 30 years) and old (age ＞ 30 years) conditioned subjects. Exercise and the heart (edition 2:Wenger), 9-73, 1985, F. A. Davis, Philadel-phia.
3) Homas, R. J. and Cantwell, J. D. : Sudden death during basket ball games. Phys Sportsmed **18**(5) : 75-78, 1990.
4) Jokl, E. and Melzer, L. : Exercise and cardiac death. Med and Sport **5** : 1,1971.
5) Northcote, R. J. et al. : Sudden death and vigorous exercise－a study of 60 deaths associated with squash. Br Heart J **55** : 198-203, 1986.
6) 朝日洋一他：ゴルフの安全対策―ゴルフ場のアンケート調査による傷害・障害の実態．ゴルフの科学**4**（2）：31-34，1990.
7) 吉原紳他：ゴルフ場の安全対策に関する研究―ゴルフ場での事故と救急対策の実態にもとづいて．ゴルフの科学**4**（2）：31-34，1991.
8) Sadaniantz, A. and Thompson,P . D. : The problem of sudden death in athletes as illustrated by case studies. Sports Medicine **9** (4) : 199-204, 1990.
9) Northcote, R. J. and Ballantyne, D. : Sudden death and sport. Sports Medicine **1** : 181-186, 1984.
10) 徳留省悟，松尾義裕：運動中の事故の原因と実態―突然死：定義，数，原因，その他．運動中の事故と安全対策―運動指導者マニュアル（監修　村山正博），1-16，文光堂，東京，1993.
11) Rowe, W. J. : Extraordinary unremitting endurance exercise and permanent injury to normal heart. Lancet **340** : 712-714, 1992.
12) 村山正博：スポーツのための心電図メディカルチェック（1版），37-41，文光堂，東京，1987.
13) 坂本静男他：一般市民スポーツ愛好家における冠危険因子保有状況およびトレッドミル時間からみた運動の効果．臨床スポーツ医学**9**（5）：535-539，1992.
14) 坂本静男　他：肥満体育大学生の体脂肪率，血中脂質およびapolipoproteinと体育大学生における肥満および脂質代謝異常の現状．臨床スポーツ医学**11**（1）：103-108，1994.
15) Northcote, R. J., Flannigan, C. and Ballantyne, D. : Sudden death and vigorous exe-cise ― a study of 60 deaths associated with squash. Br Heart J **55** : 198-203, 1986.

16) Ades, P. A. : Preventing sudden death:cardiovascular screening of young athletes. Phys Sportsmed **20** : 75-89, 1992.
17) 鈴木慎次郎他：肥満治療のための運動と栄養の処方に関する研究．体育科学 **4** : 31-38，1976.
18) Lopez, S. A. et al.: Effect of exercise and physical fitness on serum lipids and lipoproteins. Atherosclerosis **20** : 1-9, 1974.
19) Holloszy, J. O. et al. : Effect of six month program of endurance exercise on the serum lipids of middle-aged men. Am J Cardiol **14** : 253, 1964.
20) Oscai, L. B. et al. : Normalization of serum triglycerides and lipoprotein electrophoretic patterns by exercise. Am J Cardiol **30** : 775, 1982.
21) Kilbom, A. et al. : Physical training in sedentary middle-aged and older men－medical evaluation. Scand J Clin Lab Invest **24** : 315, 1969.
22) Altekruse, E. B. et al.: Changes in blood chemistries following a controlled exercise program. J Occup Med **15** : 110, 1973.
23) Lithell, H. et al. : Changes in lipoprotein lipase activity and lipid stores in human skeletal muscle with prolonged heavy exercise. Acta Physiologica Scandinavica **107** : 257-261,1979.
24) Nikkila, E. A. et al.: Lipoprotein lipase activity in adipose tissue and skeletal muscle of runner relation to serum lipoproteins. Metabolism **27** : 1661, 1978.
25) Glomset, J. A. : Physiological role of lecithine cholesterol acyltransferase. Am J Clin Nutr **23** : 1129, 1970.
26) 武越　裕他：糖尿病のひと―病気のひとの運動と栄養の考え方．臨床栄養 **65**（5）：548-554，1984.
27) 佐藤祐造，押田芳治：トレーニングの運動効果―糖尿病運動療法の現状とその実際．臨床スポーツ医学 **5**（5）：509-514，1988.
28) 鈴木慎次郎：高血圧ラットに対する運動の効果．からだの科学 **89**：127-131，1979.
29) 宇佐見暢久：高血圧の運動療法．治療 **63**（6）：1201-1206，1981.
30) Boyer, J. L. et al. : Exercise therapy in hypertensive men. JAMA **211**(10) : 1668-1671, 1970.
31) 荒川規矩男：高血圧―スポーツと臨床応用．最新医学 **43**（10）：2225-2229，1988.

2 生活習慣病に対する運動処方

1. 運動負荷試験の意義

　運動を開始するに当たってメディカルチェックを行なっておくことの重要性は，前述したとおりである．このメディカルチェックの中でも，特に重要な検査が運動負荷試験である．対象が生活習慣病（脂質代謝異常，糖質代謝異常，高血圧症など）を有していれば，なおさらのこと運動負荷試験実施が必須となる．このような対象であれば，動脈硬化がより進行している可能性が高く，冠動脈硬化の存在が強く疑われる．心筋虚血の有無を確認しておくことは，安全に運動実施を勧めるにあたって重要なことと考えられる．

　運動負荷試験を実施することにより得られるデータには，最高心拍数，最大酸素摂取量，AT（anaerobic threshold：無酸素性作業閾値），最大脂質燃焼量などがある．運動強度を決定する際に，これらのデータは各々よく利用されるものである．カルボーネンの式（心拍予備能の応用）を使用する場合には，最高心拍数が必要になってくる．生理学的に厳密に運動強度を指示する際には，最大酸素摂取量を使用することが推奨されている．虚血性心疾患患者に運動強度を決定する際には，ATを使用することが最も好ましいといわれている．脂質代謝異常者に対して，脂質を効率よく燃焼させる運動強度を指示するには，最大脂質燃焼量を参考にするのが良いように思われる．

　このように運動を指示する際に，安全でなおかつ好ましい運動強度を決定するためには，運動負荷試験は必須の検査と考えられる．

2. 運動負荷試験の実際

　運動負荷機器にはマスター2階段，トレッドミル，自転車エルゴメータなどがあるが，運動実施のための運動負荷試験には後二者が勧められる．これらの機器を使用して定量的に負荷を行ない，十分な強度まで負荷をかけることが必要である．負荷方法には，単一負荷，多段階漸増負荷（定常型あるいは非定常型）などがある．臨床的には，定常型（Bruce法，Ellestad法，Balke法など）あるいは非定常型（Ramp法など）の多段階漸増負荷を，利用することが多い．

　運動負荷試験中に測定される項目としては，心電図記録，血圧測定，呼気ガス分析，血液検査（乳酸，カテコールアミンなど）などがある．心電図記録のため

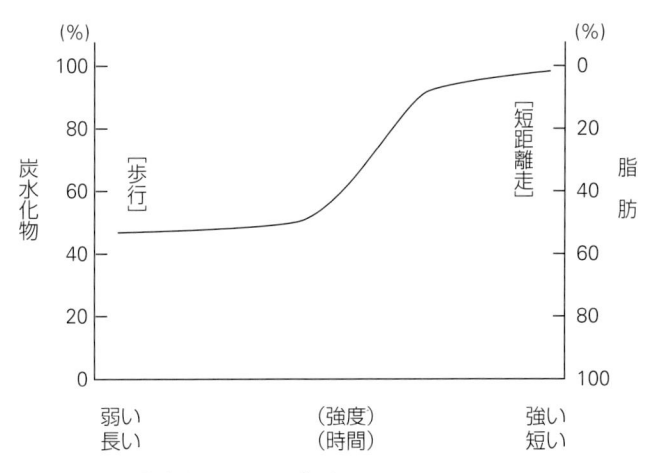

図1-23 運動強度とエネルギー源
短時間の強い運動では，脂肪が使われにくい．脂肪をたくさん燃焼させるためには，長く続けられる強度の弱い運動が望ましい．
(Fox, E. L.:Sports physiology. 27-29, 211-221, 1979, W. B. Saunders, Phyladelphia.)

の電極装着部位には，負荷中でも筋電図波形が入りにくい，基線の動揺が少ない，運動を妨げないなどの条件を満足する部位が，選択されるべきである．それらの点から，Mason-Likar法による電極装着部位が選択されることが多い．

　運動負荷試験を実施する前に，必ず負荷試験実施の禁忌の有無を確認することが重要である．急性心筋梗塞，切迫型狭心症，急性心筋炎，心室頻拍などの重症不整脈，その他の急性感染症などの絶対的禁忌，その他の慎重に実施されるべき相対的禁忌の有無の確認である．禁忌がなければ，運動負荷試験実施は可能となる．

　運動負荷を開始したならば，どのようにして負荷を終了する時点（エンド・ポイント）を決定するかが重要になってくる．可能な限り年齢から予測される最高心拍数（年齢別予測最高心拍数＝220－年齢）あるいはその90％以上にまで，負荷をかけておくことが有用なことである．その他，自覚症状（強い息切れ，下肢疲労感，胸痛など），他覚的徴候（歩行障害，顔面蒼白，冷汗，チアノーゼなど），心電図所見（ST変化，不整脈），血圧変化（収縮期あるいは拡張期血圧の異常上昇，収縮期血圧の異常低下）などにより，適切な負荷終了時点を決定することが，有用な運動負荷試験とするためには必要である．

3．脂質代謝異常に対する好ましい運動処方

1）運動の種類（あるいは種目）

　運動のためのエネルギーは，ATP（アデノシン3リン酸）の中にリン酸結合として存在している．このATPをいかにして生成するかによって，無機的（無酸素的）エネルギー産生機構と有機的（有酸素的）エネルギー産生機構とがある．

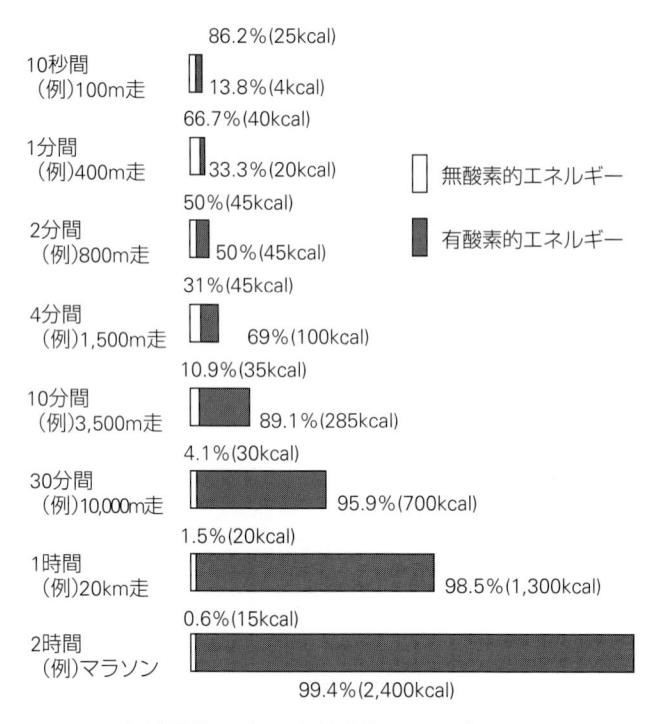

```
10秒間            86.2%(25kcal)
（例）100m走      ┃13.8%(4kcal)
                  66.7%(40kcal)
1分間             
（例）400m走      ┃33.3%(20kcal)      □ 無酸素的エネルギー
                  50%(45kcal)
2分間             
（例）800m走      ┃50%(45kcal)        ■ 有酸素的エネルギー
                  31%(45kcal)
4分間             
（例）1,500m走    ┃69%(100kcal)
                  10.9%(35kcal)
10分間            
（例）3,500m走    ┃89.1%(285kcal)
                  4.1%(30kcal)
30分間            
（例）10,000m走   ┃95.9%(700kcal)
                  1.5%(20kcal)
1時間             
（例）20km走      ┃98.5%(1,300kcal)
                  0.6%(15kcal)
2時間             
（例）マラソン    ┃99.4%(2,400kcal)
```

図1-24　各種運動における無酸素的エネルギーと有酸素的エネルギーが占める割合
（伊藤　朗：図説・運動生化学入門．19-28，1987，医歯薬出版，東京．より一部改変）

脂質がエネルギー源として利用されるためには，有酸素的エネルギー産生機構が働くようになる状態が必要である．そのためには筋内に貯蔵されているATPおよびCP（クレアチン燐酸）が枯渇し，解糖系が働かなくなる約1分以上の運動継続時間が必要と考えられている（鈴木[1]）．またFox[2]によって，運動強度および運動時間と運動時のエネルギー源の関係が報告されている．この関係が，図1-23に示されてある．この図をみれば，長時間継続できる，強度の弱い運動が選択されるべきことが理解される．また長距離ランナーのように有酸素的トレーニングを続けている群，ウェイトリフターのように無酸素的トレーニングを続けている群および非運動トレーニング群との間で，血清脂質の値を比較すると，HDL-コレステロールが有意に高値を示していたのは有酸素的トレーニング群であった．無酸素的トレーニング群のHDL-コレステロール値は，非運動トレーニング群のその値と差がなかったとの報告もある．坂本ら[3]の一般市民スポーツ愛好家の脂質代謝に関する各種運動の効果の検討では，ジョギング，テニスおよび水泳愛好家においてHDL-コレステロール・中性脂肪・動脈硬化指数などに好ましい効果が認められたが，ゴルフ愛好家においてはまったく認められなかった．非連続的な運動では脂質代謝に対して有益な効果が得られず，連続的な運動内容

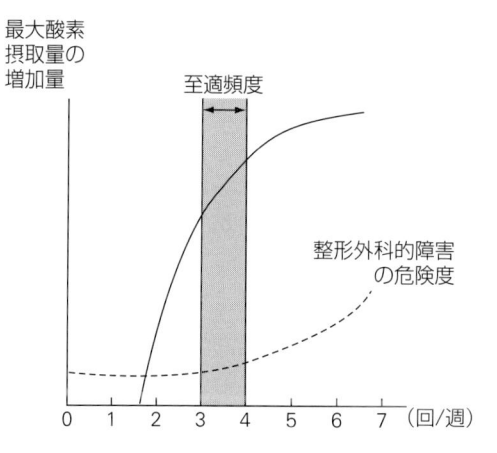

図1-25 運動療法で望まれる適切な運動頻度
(Hellerstein, H. K. and Franklin, B. A. : Exercise testing and prescription. Rehabilitation of the coronary patient (Ed. by Wenger,N.K. et al.),1978, Wiley Medical, New York.より一部改変)

が必要であるように思われる．

さらに，いつでも，どこでも，1人でも運動実施が可能で，運動することで経済的に負担がかからないことが，長期にわたって運動を持続していく上で重要な要素となってくる．これらの要素をほとんどすべての点でまかなっている運動種目は，ウォーキング・ジョギング・スイミング・サイクリングくらいである．

2) 運動強度

従来より脂質代謝の改善を目的とした運動としては，運動強度を最大能力の50〜60％にすることが望ましいといわれている．たとえばカルボーネンの式：運動時目標心拍数＝安静時心拍数＋（最高心拍数－安静時心拍数）×係数において，係数に0.5〜0.6を代入する．あるいは最大酸素摂取量の50〜60％を運動強度とすることなどである．

坂本ら[4]の最大脂質燃焼量の検討では，最も効率よく脂質が燃焼される運動強度は40〜50％と考えられた．つまりカルボーネンの式で，係数に0.4〜0.5を代入して求めた運動時目標心拍数に近い運動強度で，最大脂質燃焼量を呈していた．

以上より最大能力の50％前後の運動強度を選択することが，脂質代謝改善には望ましいように思われる．

3) 運動の時間（1回の）

脂質代謝改善のためには，有酸素的な運動であって，連続的な運動であることが必要である．実施される運動のためのエネルギーのほとんどが，有酸素的（有機的）エネルギーであることが望ましい．各種運動における無酸素的エネルギーと有酸素的エネルギーの占める割合を，伊藤[5]が報告している（図1-24）．有酸素的エネルギーが90数％を占めるのは，30分間連続するような運動によってであった．スポーツマンのデータを一般人にそのまま応用することにはいくらか問題点があるかもしれないが，参考にすべきと考えられる．

運動量は，運動強度×運動時間で求められる．厚生省が推奨している，一般人男性に必要な1日運動消費カロリー量は300kcalである．運動強度が50％前後であれば，運動時間は30〜60分間に相当することになる．

4) 運動の頻度

一般的に1日／週の運動実施頻度では現状維持，2日／週以上の頻度で効果が

```
         N.A.   殿（生年月日：__年_月_日
                  44歳
○推奨される運動種目
   (ウォーキング)
    ジョギング
   (サイクリング)
   (スイミング)
    その他（                    ）
○運動強度
     カルボーネンの式より求めた目標心拍数
  目標心拍数＝安静時心拍数＋（最高心拍数－安静時心拍数）×係数
   122拍／分   72拍／分   172拍／分   72拍／分    0.5

  呼気ガス分析器より推測される、脂質・糖質利用度から求めた
  目標心拍数    100拍／分

○1回の運動時間          110拍／分前後
    30～60分間

○運動頻度
    3～4日／週
                     スポーツ健康外来
                       1992年6月25日
                       坂本静男
```

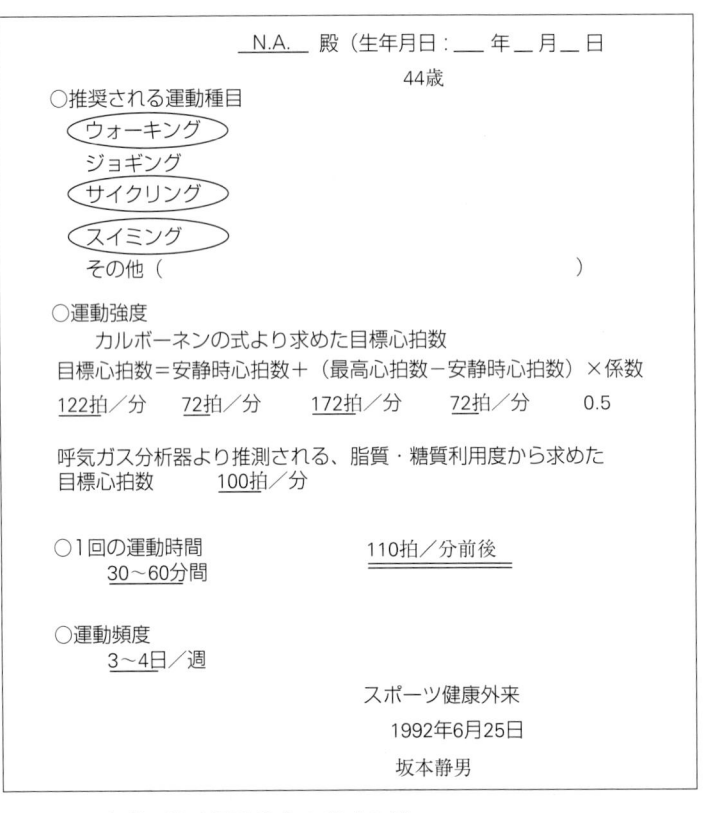

図1-26　患者に渡す運動処方の書式の例

蓄積されていくと考えられている．また4日以上運動を実施しない日が続くと，前回の効果は消失してしまうと考えられている．

運動療法で望まれる運動頻度に関して，Hellerstein and Franklin[6]が報告している（図1-25）．運動頻度が2日／週以上では，頻度が増加するほど運動の効果は増大し，5日／週以上では効果の増大はわずかであった．整形外科的障害（時に内科的障害も）の危険性は，4日／週までは運動頻度が増加してもほとんど変わらないが，5日／週以上に頻度が増加すると急激に危険性は増加していた．それゆえ整形外科的障害の危険性をなるべく少なくし，効果をなるべく大きく得るためには，運動頻度を3～4日／週にすることが望ましいと結論づけている．

休養とトレーニングをうまく組み合わせていくためにも，1日おきの運動実施が望ましいように考えられる．

5）脂質代謝異常に対する運動処方の実例（自験例）

(1) N.A.44歳　男性

身長174cm，体重78.3kg，肥満度＋17.6％

高脂血症，高尿酸血症，肥満，耐糖能異常（糖負荷試験血糖1時間値

表1-21 運動トレーニング前後の各種データ

	トレーニング前	トレーニング後
体重（kg）	78.3	79.0
体脂肪率（％）	19.1	17.7
最大脂質燃焼料（mg/分）	591.83	548.92
5分時脂質燃焼料（mg/分）	404.68	495.55
総コレステロール（mg/dL）	230	179
HDL-コレステロール（mg/dL）	66	69
中性脂肪（mg/dL）	156	79
空腹時血糖値（mg/dL）	111	107
γ-GTP（IU/L）	268	254
最大酸素摂取量（mL/kg/分）	31.21	34.67
トレッドミル時間（分）	10	11
安静時心拍数（拍/分）	72	69
最高心拍数（拍/分）	172	165
安静時収縮期血圧（mmHg）	150	142
安静時拡張期血圧（mmHg）	99	100

172mg/dL），アルコール性肝機能障害を，入院ドックにて指摘された患者．入院ドック終了後に運動療法を勧められ，患者は呼気ガス分析を含めたトレッドミル運動負荷試験（ランプ負荷）を受けた．運動負荷試験にて，安静時心拍数72拍／分，最高心拍数172拍／分，最大脂質燃焼量591.83mg／分（最大脂質燃焼量時心拍数100拍／分），運動負荷5分時脂質燃焼量404.68mg／分のデータが得られた．カルボーネンの式（係数として0.5を代入）より得られた運動時目標心拍数122拍／分と，最大脂質燃焼量時心拍数100拍／分とより，指示心拍数を110拍／分前後と決定し，これを運動強度とした．運動の種類は，ウォーキング，スイミング，サイクリング（エルゴメータを含む）を勧めた．1回の運動時間は30〜60分間と指示し，運動頻度は3〜4日／週とした．これらの運動を実施しない日には，1万歩以上の歩行をするように指示した（図1-26）．

　15週間後に同様な測定を行ない，運動トレーニングの効果を判定した．その測定データのうち，主たるものの比較を表1-21に示してある．体組成に関しては，体重はやや増加したものの体脂肪率は減少しており，除脂肪体重が増加したことが推測された．最大脂質燃焼量はやや減少しているが，運動負荷5分時脂質燃焼量は増大しており，体内での脂質代謝の改善が推測された．それを証明するかのように，各血清脂質値の改善が認められた（総コレステロールおよび中性脂肪の減少，HDL-コレステロールの増加）．空腹時血糖値あるいはγ-GTPも，減少傾向を示していた．最大酸素摂取量やトレッドミル時間の増大あるいは延長があり，安静時心拍数や安静時収縮期血圧も減少あるいは低下を示しており，心肺機能に対しても効果が認められた．

(2) T.T. 48歳　男性

　身長169cm，体重81.8kg，肥満度＋31.7％

表1-22 運動トレーニング前後の各種データ

	トレーニング前	トレーニング後
体重（kg）	81.8	73.0
体脂肪率（％）	18.2	14.3
最大脂質燃焼料（mg/分）	469.88	542.84
5分時脂質燃焼料（mg/分）	369.22	514.81
総コレステロール（mg/dL）	343	203
HDLコレステロール（mg/dL）	24	40
中性脂肪（mg/dL）	340	103
空腹時血糖値（mg/dL）	120	106
γ-GTP（IU/L）	145	26
最大酸素摂取量（mL/kg/分）	29.71	32.03
トレッドミル時間（分）	10	11
安静時心拍数（拍／分）	70	64
最高心拍数（拍／分）	138	150
安静時収縮期血圧（mmHg）	154	131
安静時拡張期血圧（mmHg）	107	94

　高脂血症，脂肪肝，糖尿病を入院ドックにて指摘された患者である．入院ドック終了後に薬物療法とともに運動療法を勧められ，患者は呼気ガス分析を含めたトレッドミル運動負荷試験（ランプ負荷）を受けた．この運動負荷試験にて，安静時心拍数70拍／分，最高心拍数138拍／分，最大脂質燃焼量469.88mg／分（最大脂質燃焼量時心拍数89拍／分），運動負荷5分時脂質燃焼量369.22mg／分のデータが得られた．カルボーネンの式（係数として0.5を代入）より得られた運動時目標心拍数104拍／分と，最大脂質燃焼量時心拍数89拍／分により，指示心拍数100拍／分前後と決定し，これを運動強度とした．運動の種類は，ウォーキング，スイミング，サイクリング（エルゴメータを含む）を勧めた．1回の運動時間は30〜60分間と指示し，運動頻度は3〜4日／週とした．これらの運動を実施しない日には，少なくとも1万歩は歩くように指示した．

　15週間後に同様の測定を実施し，運動トレーニングの効果を判定した．その測定データのうち，主たるものの比較を表1-22に示してある．体重および体脂肪率は著明に減少し，体組成に対する好ましい効果が認められた．最大脂質燃焼量および運動負荷5分時脂質燃焼量ともに著明に増大しており，脂質代謝の顕著な改善が推測された．薬物療法の効果もあったと考えられるが，血清脂質値の著明な改善が認められた（総コレステロールおよび中性脂肪の減少，HDL-コレステロールの増加）．空腹時血糖値も減少した．γ-GTP値も著明に減少し，脂肪肝の改善も推測された．最大酸素摂取量およびトレッドミル時間は増大あるいは延長しており，安静時心拍数および血圧（収縮期および拡張期）も減少あるいは低下しており，心肺機能の改善も認められた．

(3) Y.Y.31歳　女性
　　身長162cm，体重73.2kg，肥満度＋26.8％．

表1-23　運動トレーニング前後の各種データ

	トレーニング前	トレーニング後
体重（kg）	73.2	67.1
体脂肪率（%）	37.2	32.6
肥満度（%）	26.8	16.2
除脂肪体重（kg）	46.0	45.2
総コレステロール（mg/dL）	224	167
HDLコレステロール（mg/dL）	45	41
中性脂肪（mg/dL）	121	113
空腹時血糖値（mg/dL）	103	93
γ-GTP（IU/L）	15	11
尿酸値（mg/dL）	5.5	5.0
Apo-A1（mg/dL）	96.8	99.8
Apo-A2（mg/dL）	36.67	30.61
Apo-B（mg/dL）	119.3	87.7

　外来にて肥満を指摘され，食事および運動療法を勧められた患者である．運動処方作成のために，トレッドミル運動負荷試験を受けた（呼気ガス分析は行なっていない）．この運動負荷試験にて，安静時心拍数87拍／分，最高心拍数177拍／分のデータを得た．カルボーネンの式（係数として0.5を代入）より運動時目標心拍数を130拍／分前後と決定した．運動種目はウォーキングとし，歩行スピードはトレッドミルスピードおよび傾斜より90m／分と指示した（実際にウォーキングを行なわせて確認）．1日の運動時間は60分間（30分間×2）とし，運動頻度は毎日とした．患者は27日間にわたって毎日ウォーキングを行ない，1日平均歩数は12,756歩（9,682～18,390歩）であった．またその間の1日平均運動消費カロリー量（カロリーカウンターにて測定）は，506kcal（343～727kcal）であった．

　4週間後にトレッドミル運動負荷試験を除き，再検査した．その測定データのうち，主たるものを表1-23に示してある．体脂肪率，肥満度および体重は著明に減少し，肥満の改善は顕著であった．HDL-コレステロールはやや減少傾向を示しているが，総コレステロールおよび中性脂肪は減少し，空腹時血糖や尿酸も減少しており，各種の代謝改善の起こっていることが推測された．食事指導は細かなカロリー制限までは行なわず，腹八分目といったおおまかなものであったので，以上の効果は主に運動トレーニングによるものと考えられた．

6）効果的でない運動処方
(1) 連続的でない運動を主としたもの
・インターバル・トレーニングを主としたもの
・ゴルフコースでのゴルフプレー（とくに日本のゴルフコースは）
(2) 筋力トレーニングを主としたもの
・筋力アップマシーンの使用

・アイソメトリックトレーニング
（3）運動強度の強すぎるもの
・いわゆる有酸素的運動種目であっても強度が高いもの（たとえば最大能力の80％を越えるような）

7）運動を継続させるための工夫
（1）運動トレーニングの効果を視覚的に理解可能にする．
・血清脂質値の改善を示す
・体脂肪率の改善を示す
・脂質燃焼効率の改善を示す
（2）自覚症状の改善に気付かせる．
（3）生活習慣病に対する運動の効果を理解させる．

4．糖尿病に対する運動療法

1）運動種目の決定
　糖尿病に対する運動も，基本的には有酸素運動が推奨されている．ジョギング，サイクリング，スイミング，ウォーキングが推奨される運動種目となる．またある程度の筋力および筋持久力が必要だということで，ウェイトトレーニングを勧めている研究者もいる．

2）運動強度の決定
　運動時のエネルギー産生機構から考えると，有酸素的に糖質を多量に利用していくためには，それほど強度の高い運動は推奨されない．またLampmanら[7]の報告によれば，インスリン感受性亢進は70％$\dot{V}O_2max$以上の運動強度では得られなかった．これらのことより，糖尿病に対して好ましい運動強度も，50～60％$\dot{V}O_2max$と考えられる．

3）1回の運動時間の決定
　基本的には厚生省が一般人に推奨している300kcal／日にみあうように，運動強度との関連で決定される．つまり推奨される運動強度から考えて，30～60分ということになる．

4）運動頻度の決定
　ウォーキングやスイミングなどを実施する頻度は，肥満に対する運動療法と同様に3～4日／週が推奨される．佐藤と押田[8]が，スポーツマン6名を対象に行なったトレーニング中断によるインスリン感受性への影響（低下）の結果からも，3日／週以上が好ましいと推測される．しかしながら糖尿病の患者に対しては，それ以外の日にも日常生活の中で，1万歩／日前後の歩行は必要と考えられる．

```
                                              1994年    1月  20日
患者番号 0000001    氏名 診断治療   年齢 50歳    性別 男
       身長 170.0cm    体重 70.0kg    標準体重 63.0kg
       ○食事指導内容
            ・基本食事摂取カロリー量
                (63×25＝1,575kcal)
                 1,595kcal
            ・糖質摂取量
                230g (920kcal)
            ・蛋白質摂取量
                90g (360kcal)
            ・脂質摂取量
                35g (315kcal)
       ○運動指導内容
            ・運動種目
                有酸素的運動（たとえばウォーキング、サイクリング、スイミング等）
            ・運動強度
                カルボーネンの式より
            運動時目標心拍数＝安静時心拍数＋（最高心拍数－安静時心拍数）×K
                （120拍／分）（70拍／分）（170拍／分）（ 70拍／分）    （0.5）
                    （または _____ %V̇o₂max → 心拍数 ___ 拍／分）
            ・1回の運動時間　30～60分間
            ・運動頻度　3～4日／週
                （ただし特別な運動を実施しない日には歩行1万歩以上を！）
           ＊運動を実施する場合には、運動消費カロリー量とほぼ同等カロリー量
            を補食として加えるように！
                              _____  病院医師  _____
```

図1-27　糖尿病患者に対する指導

5）食事摂取カロリー量と運動消費カロリー量との関連

基本的な食事摂取カロリー量は，特別な運動を実施しない日常生活時のものとして指示される．多くの場合には，標準体重（kg）×25（kcal）で求められる．そして運動を実施した場合には，このカロリー量に運動消費カロリー量を加えたものを，その日の食事摂取カロリー量とすることが重要である．特に経口血糖降下剤やインスリン注射といった薬物治療を受けている者に対しては，運動前に補食といった形で摂取させることが重要である．これらのことはLeBlancら[9]が述べているように，食事療法が守られていてこそ運動療法の効果も確実なものになるということをもとにいわれている．

6）運動処方の実例（図1-27）

身長を基準にして標準体重を求め，特別に運動を実施しない時の1日摂取カロリー量を求める．運動種目，運動強度，運動消費カロリー量などを指示する．運動消費カロリー量に相当する補食の内容を，指示する．

5．高血圧症に対する運動療法

1）運動種目の決定

他の生活習慣病と同様に基本的には有酸素的な運動が勧められており，ウォーキング，自転車，水泳などを選択するのがよい．息ごらえするようなことがなく，全身を使用するような運動内容がさらによいと考えられている．

2）運動強度の決定

荒川[10]の高血圧症に対する運動の効果を検討した研究報告によれば，運動が血圧に対してよい効果を出す強度は50～60％$\dot{V}O_2max$と考えられている．その強度を，"ニコニコペース"と表現している．この強度より強すぎても，また弱すぎても，運動の高血圧に対する効果は少ないと考えられている．

3）1回の運動時間の決定

他の生活習慣病に対する運動療法で推奨されている考え方と，同様である．

4）運動頻度の決定

頻度に関しても，他の生活習慣病に対する運動療法と同様の考え方でよい．

【文 献】
1) 鈴木慎次郎他：肥満治療のための運動と栄養の処方に関する研究．体育科学 **4**：31-38, 1976.
2) Fox, E. L.:Sports physiology. 27-29, 211-221, 1979, W. B. Saunders, Phyladelphia.
3) 坂本静男他：一般市民スポーツ愛好家における冠危険因子保有状況およびトレッドミル時間からみた運動の効果．臨床スポーツ医学 **9**（5）：535-539, 1992.
4) 坂本静男他：最大脂質燃焼量の運動処方および運動の効果判定への応用に関する検討．臨床スポーツ医学 **11**（8）：937-942, 1994.
5) 伊藤 朗：図説・運動生化学入門．19-28, 1987, 医歯薬出版，東京．
6) Hellerstein, H. K. and Franklin, B. A. : Exercise testing and prescription. Rehabilitation of the coronary patient (Ed. by Wenger,N.K. et al.),1978, Wiley Medical, New York.
7) Lampman, R. M. et al. : The influence of physical training on glucose tolerance, insulin sensitivity and lipid and lipoprotein concentration in middle-aged hypertriglycerideamic, carbohydrate intol-erant men. Diabetologia **30**：380-385,1987.
8) 佐藤祐造，押田芳治：トレーニングの運動効果—糖尿病運動療法の現状とその実際．臨床スポーツ医学 **5**（5）：509-514, 1988.
9) LeBlanc, J. A. et al. : Studies on the sparing effect of exercise on insulin requirements in human subjects. Metabolism **30**：1119-1124,1981.
10) 荒川規矩男：高血圧－スポーツと臨床応用．最新医学 **43**（10）：2225-2229, 1988.

2章 高血圧

hypertension

1 高血圧

　科学技術や交通手段の発達により増加しつつある，非活動的なライフスタイルは，今や地球規模の問題となり，先進国，開発途上国を問わず，全年代における運動不足を引き起こしている．世界人口の60％以上で健康の維持に必要な身体活動量に達していないとの報告もある．その結果，高血圧，高脂血症，糖尿病，肥満や，これらに続発する虚血性心疾患，脳血管疾患などの生活習慣病が増加し，世界的な問題となっている．

　厚生省「人口動態統計」[1]によると，わが国でも第二次世界大戦後，それまで死亡原因の上位を占めていた感染症が激減し，1951年には，脳血管疾患，悪性新生物，心疾患が死因の上位を占めるようになった．現在，悪性新生物，心疾患，脳血管疾患を合わせると死因の60％以上を占めている．心疾患に関しては，リウマチ性心疾患（弁膜症など）が減少しているのに対し，虚血性心疾患は増加傾向にあり，心疾患全体による死亡の約50％を占めている．このように，脳血管疾患や虚血性心疾患などの動脈硬化性疾患が全死因に占める割合は大きく，動脈硬化の予防が重要であることがわかる．

　動脈硬化の進展には，高血圧，高脂血症，糖尿病，肥満などの，動脈硬化性疾患危険因子（冠危険因子）が大きく関わっている．これらは合併することが多く，また，合併すると単独の場合よりも循環器疾患発症のリスクが高くなる[2]．これら高血圧，高脂血症，糖尿病などにおいては，インスリン抵抗性が共通の発症要因となっていることが指摘されており，「シンドロームX（インスリン抵抗性，耐糖能異常，高VLDL－トリグリセライド血症，低HDL－コレステロール血症，高血圧）」[3]，「死の四重奏（上半身肥満，耐糖能異常，高トリグリセライド血症，高血圧）」[4]，「インスリン抵抗性症候群（肥満，インスリン非依存糖尿病，血清脂質異常，高血圧，冠動脈硬化症）」[5]，「内臓脂肪症候群（インスリン抵抗性，耐糖能異常，高脂血症，高血圧）」[6]などの疾患概念が提唱されている．このように，高血圧は単独に存在する場合だけでなく，インスリン抵抗性を基礎に他の冠危険因子を合併することが多い．

　これら冠危険因子の治療には，薬物療法・非薬物療法に大別できるが，最近，非薬物療法の効果が重要視されている．高血圧に対する運動の降圧機序に関しては未だ十分に解明されていないが，血漿ノルエピネフリン，総血液量，循環血漿量，心拍出量の減少などにより，利尿，交換神経緊張低下，血管拡張などがもたらされる結果と考えられている[7~11]．また，インスリン感受性の増大の関与も示唆されている[12]．

表2-1 血圧レベルの定義と分類

分類	収縮期	拡張期
至適	＜120	＜80
正常	＜130	＜85
正常高値	130〜139	85〜89
グレード1：軽症高血圧 　サブグループ（境界域）	140〜159 140〜149	90〜99 90〜94
グレード2（中等症高血圧）	160〜179	100〜109
グレード3（重症高血圧）	≧180	≧110
収縮期高血圧 　サブグループ（境界域）	≧140 140〜149	＜90 ＜90

（単位：mmHg）

(Guidelines Subcommittee of the World Health Organization-International Society of Hypertension (WHO-ISH) Mild Hypertension Liaison Committee : 1999 World Health Organization-International Society of Hypertension Guideline for the Management of Hypertension. J Hypertension 17 : 151-183, 1999)

1. 高血圧の分類と治療の進め方

　高血圧の診断，治療の指針として，世界保健機関（WHO）は，1983年に国際高血圧学会（ISH）との合同会議を開催し，「WHO／ISH高血圧管理指針」を作成し，1999年には4回目の改定を行なっている[13]．また，米国合同委員会（JNC）も，1977年に「高血圧の予防，診断，評価，治療に関する米国合同委員会勧告」を策定し，1997年には6回目の改定を行なっている[14]．これらの「指針」「勧告」ではいずれも，本態性高血圧のみが対象となっており，また，緊急治療を要するような重症高血圧も対象となっていない．

　「1999年WHO／ISH高血圧管理指針」[13]では，医療現場での混乱を避けるために，高血圧の分類を，原則的に「JNC勧告」のそれと一致させている（表2-1）．すなわち，収縮期血圧（SBP）140mmHg以上，拡張期血圧（DBP）90mmHg以上の一方または双方を満たす場合を高血圧としている．高血圧はさらに，グレード1（軽症高血圧，SBP140〜159mmHg，DBP90〜99mmHgの一方または双方を満たす），グレード2（中等症高血圧，SBP160〜179mmHg，DBP100〜109mmHgの一方または双方を満たす），グレード3（重症高血圧，SBP180mmHg以上，DBP110mmHg以上の一方または双方を満たす）のように分類される．また，正常域血圧を，至適血圧（SBP120mmHg未満かつDBP80mmHg未満），正常血圧（SBP130mmHg未満かつDBP85mmHg未満），正常高値血圧（SBP130〜139mmHg，DBP85mmHg〜89mmHgの一方または双方を満たす）と分類している．また，単独収縮期高血圧や軽症高血圧に境界域が設けてある．

表2-2 予後にかかわるリスクの層別化

他の危険因子と病歴	血圧（mmHg）		
	グレード1 （軽症高血圧） 収縮期血圧140〜159 または 拡張期血圧90〜99	グレード2 （中等症高血圧） 収縮期血圧160〜179 または 拡張期血圧100〜109	グレード3 （重症高血圧） 収縮期血圧≧180 または 拡張期血圧≧110
Ⅰ 他の危険因子なし	低リスク	中等リスク	高リスク
Ⅱ 1〜2の危険因子	中等リスク	中等リスク	超高リスク
Ⅲ 3以上の危険因子，標的臓器障害，または糖尿病	高リスク	高リスク	超高リスク
Ⅳ 循環器関連合併症	超高リスク	超高リスク	超高リスク

今後10年間における主要心血管イベントリスク
低リスク群：15％未満　中等リスク群：15〜20％　高リスク群：20〜30％　超高リスク群：30％超
（Guidelines Subcommittee of the World Health Organization-International Society of Hypertension (WHO-ISH) Mild Hypertension Liaison Committee : 1999 World Health Organization-International Society of Hypertension Guideline for the Management of Hypertension. J Hypertension 17 : 151-183, 1999）

　高血圧の管理・治療にあたっては，二次性高血圧では原疾患の治療が基本であり，原則として非薬物療法の適応にはならない．したがって，運動療法の対象も，本態性高血圧に限定される．
　高血圧の管理・治療方針を決定するには，単に血圧のレベルだけでなく，他の危険因子，糖尿病などの合併症，標的臓器障害，循環器疾患，腎疾患など，高血圧の予後に影響する因子の有無も考慮し，循環器疾患発症のリスクを階層分けすることが有用である．「1999年WHO／ISH高血圧管理指針」では，表2-2に示すように，low-risk group（低リスク群：軽症高血圧で他の危険因子の無いもの），medium-risk group（中等度リスク群：軽症高血圧で1〜2個の危険因子の有るもの，中等症高血圧で0〜2個の危険因子の有るもの），high-risk group（高度リスク群：軽症高血圧，中等症高血圧で3個以上の危険因子が有るか標的臓器障害あるいは糖尿病が有るもの，重症高血圧で危険因子の無いもの），very-high-risk group（超高度リスク群：重症高血圧で1個以上の危険因子が有るもの，すべての高血圧患者で循環器疾患，腎疾患を発症しているもの）の4群に分けている．
　高血圧の治療には，非薬物療法と薬物療法が組み合わされるが，最近，非薬物療法がより重要視されるようになってきており，前記「指針」「勧告」いずれにおいても非薬物療法の重要性が強調されている．この非薬物療法とは，生活習慣（ライフスタイル）の改善に他ならない．すなわち，禁煙，体重減少，アルコール摂取制限，食塩摂取制限，食事内容の改善，身体活動量の増加，ストレス・コーピングなどである．

```
┌─────────────────────────────────────────────────────────────────┐
│ 数回の測定でSBP140～180mmHgあるいはDBP90～110mmHg（グレードは1または2）│
└─────────────────────────────────────────────────────────────────┘
                              │
                    危険因子・標的臓器障害・循環器関連合併症
                              （評価）
                              │
                        生活習慣の改善開始
                              │
                        絶対リスクの層別化
         ┌────────────┬────────────┬────────────┬────────────┐
      超高リスク      高リスク       中等リスク      低リスク
         │            │            │            │
      薬物療法       薬物療法    3～6カ月間血圧と他の   6～12カ月間血圧と他の
       開始          開始       危険因子について観察   危険因子について観察
                             ┌──────┴──────┐   ┌──────┴──────┐
                         SBP≧140mmHg  SBP<140mmHg  SBP≧150mmHg  SBP<150mmHg
                           または       および       または       および
                         DBP≧90mmHg   DBP<90mmHg   DBP≧95mmHg   DBP<95mmHg
                             │           │           │           │
                         薬物療法      経過観察      薬物療法      経過観察
                           開始        継続          開始         継続
```

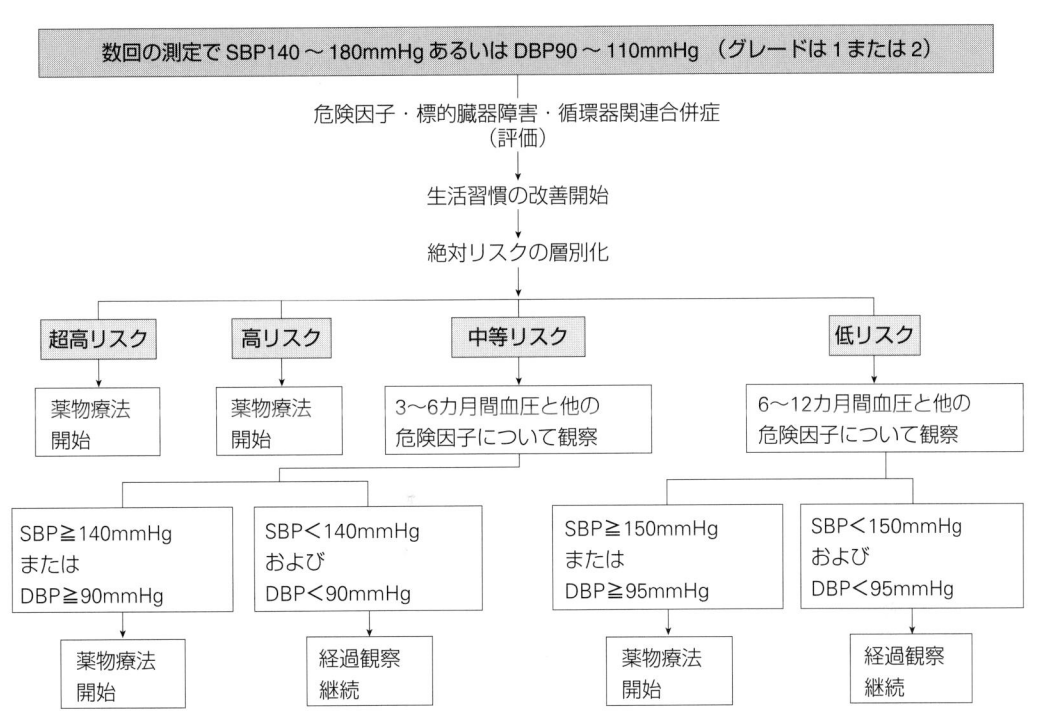

図2-1 高血圧治療のフローチャート
(Araujo-Vilar D et al : Influence of moderate physical exercise on insulin-mediated and non-insulin-mediated glucose uptake in healthy subject. Metabolism 46 : 203-209, 1997)

　重症高血圧では，観察期間を置かずにただちに薬物療法を開始する．軽症・中等症高血圧では図2-1に示す管理手順に従う[12]．まず，他の危険因子や臓器障害の有無を確認し，生活習慣改善指導を開始する．同時に，循環器疾患発症リスクの階層分けをする．高度リスク群と超高度リスク群では薬物治療をただちに開始する．中等度リスク群では，血圧と他の危険因子に関する3～6カ月の観察の後，血圧が正常化しない場合には薬物療法を開始し，正常化すれば観察を継続する．低リスク群では，血圧と他の危険因子に関する6～12カ月の観察の後，SBP150mmHg未満およびDBP95mmHg未満まで下降した場合は経過監察を継続する．しかし，SBP150mmHg以上，DBP95mmHg以上の一方または双方を満たす場合には，薬物療法を開始する．
　非薬物療法（生活習慣の改善）はただちに開始するわけだが，運動療法だけは，血圧のレベルや臓器障害の程度によっては危険を伴うので，実施に先立ち，危険性の有無を確認することが必要になる．日本循環器学会[15]では，収縮期血圧が140～180mmHg，拡張期血圧が90～105mmHgの範囲にあり，標的臓器障害がないことを運動療法適応の条件としている．したがって，この条件をWHO／ISHの新基準に適用すると，低リスク群と中等度リスク群のすべてと，高度リスク群の一部が適応になる．

表2-3 自覚的運動強度
（Borgのスケール）

6	何とも感じない
7	非常に楽である
8	
9	かなり楽である
10	
11	楽である
12	
13	ややきつい
14	
15	きつい（つらい）
16	
17	かなりきつい
18	
19	非常にきつい
20	限界である

（Borg G : Borg's perceived exertion and pain scales. Human Kinetics, 1998.より改変）

2．運動療法の実施

運動療法は，運動処方（運動の種類，強度，時間，頻度の4項目と，注意事項等が示される）を基に作成された運動プログラムに沿って実施される．高血圧の運動療法では特に運動強度が重要であり，強度が高すぎると運動中に血圧が異常に上昇したり，十分な降圧効果を得にくくなることがある．

Matsusakiら[16]は，軽症高血圧患者を低強度運動（最大酸素摂取量の50％）実施群と高強度運動（最大酸素摂取量の75％）実施群に分け比較したところ，低強度運動群でより大きな降圧効果が得られたことを報告している．この低強度運動は，年齢などで多少異なるが，心拍数がおよそ毎分110〜120になる程度であり，自覚的運動強度（Borgのスケール）[17]では，「楽である」から「ややきつい」と感じる強度の運動になる（表2-3）．

運動の種類は，歩行，自転車，水泳などの有酸素運動を主に，1回30〜45分とし，週3〜4回定期的に実施すると効果を得やすい．高強度の等尺性運動では血圧上昇をきたしやすいので避けるべきであるが，ある程度の筋力増強を目的とした低強度の等尺性運動はむしろ併用すべきである．

また，日本循環器学会[15]では，高血圧の運動療法は，運動中の収縮期血圧が200mmHgを大きく超えない程度の運動強度で実施することを推奨している．したがって，高血圧の運動療法の実施に先立って，運動負荷試験を実施し，運動強度と血圧の関係を把握しておくことが重要である．また，薬物治療を受けている場合には，服薬を忘れたときには運動を休むことも必要である．

3．運動療法を実施した施設の概略について

1）東京都健康づくり推進センターについて

症例1〜4までは，新宿区にある東京都健康づくり推進センターにて運動療法を実施した症例である．同センターは，財団法人であり平成5年より東京都からの補助金を受けて事業を行なっている．今回，紹介した症例は同センターの健康づくり総合指導コースを終了した症例である．このコースの参加者は，東京都広報などを通じて募集した東京都在勤・在住者である．

このコースでは問診，身体計測，心電図，血液・尿検査，体力測定，心肺運動負荷試験などを実施して，対象者の生活状況や身体状況を把握した上で，医師，

表2-4 総合指導コースの流れ

	項　目	内　容
第1週	オリエンテーション	問診・検査の内容，コース指導の流れなどの説明
	問　診	あらかじめ送付した問診票について，内容の確認と未記入項目の聞き取りを行なう（現病歴，既往歴，食習慣，運動習慣など）
	医学検査	身体計測，肺機能検査，胸部レントゲン，眼底撮影，心電図，尿検査，血液検査
	診　察	血圧測定，聴診，現病歴の確認など
第2週	診　察	体調，安静時心電図などのチェック．運動負荷の実施の可否判定
	運動負荷試験	自転車エルゴメータまたはトレッドミルによる，症候限界性の心肺運動負荷試験
	食事記録の確認	記録内容や具体的な量などを聞き取りにより確認する
	骨密度測定	DXA法による腰椎骨密度の測定
	体力測定	握力，垂直跳び，上体起こし，長座位体前屈，全身反応時間，閉眼（開眼）片足立ち
	検査結果の説明	検査結果について個人別に説明
第3週	医学指導	生活習慣病の基礎知識と予防・改善の方法についての講話
	指導票の説明	問診，検査，カンファレンスなどで明らかとなった問題点について，改善が必要な点や食事や運動の方法を個人別に提示する
第4週	休養・運動指導	20～30名単位での集団指導を実施
第5週	栄養・運動指導	
第6,7週	運動指導	
第8週	栄養指導	
第9,10週	運動指導	
第11週	栄養・運動指導	
第12週	オリエンテーション	第12,13週の検査の流れなどについての説明
	問診	あらかじめ配布した問診票について，内容の確認と未記入項目のチェックを行なう
	医学検査	身体計測，尿検査，血液検査
	体力測定	第2週と同じ
第13週	運動負荷試験	第2週と同様の方法で実施
	検査結果の説明	コース開始時と比較して成果やこれからの目標を中心に説明
	指導票の説明	問診や検査結果を基にして，改善された点の確認や今後の健康づくりに対するアドバイスを行なう

　保健婦，管理栄養士，運動指導員より個別にアドバイスを行なっている．その後，週1回，合計8回（第4～11週）にわたりウォーキング，エアロバイク，エアロビクス，アクアビクス（水中エアロビクス）などの運動を集団で実施している（表2-4）．全8回の指導の中には，栄養指導や休養指導も含まれているため，今回提示した症例の効果が運動療法のみの効果とは言えない．また，週1回の指導

表2-5 健康スポーツ外来の流れ

	項 目	内 容
第1週	問 診	現病歴，既往歴，食習慣および運動習慣など
	診 察	血圧測定，聴診など
	医学検査	身体計測，胸部レントゲン，安静時心電図，尿検査，血液検査など
第2週	診 察	体調，安静時心電図のチェック，運動負荷試験実施の可否判定
	運動負荷試験	自転車エルゴメータによる症候限界性運動負荷心電図検査
	運動処方	第1週の検査および運動負荷試験の結果に基づき運動処方の作成，翌日より運動療法開始

日以外は，同センターにある各種筋力トレーニングマシン，エアロバイク，エアロビクススタジオおよびプールなどの運動施設を自由に利用できるため，同じコースに参加した人でも，その間の運動頻度や種類は異なっている．

コースの終了時には，コース開始時とほぼ同様の内容で問診や各種検査を実施し，その効果を判定している．その後は，同センターや近隣の体育館やフィットネスクラブを利用して運動を継続するように勧めている．

2) パシフィック・ホスピタルおよびパシフィック・メディカルフィットネスクラブについて

症例5～9までは，神奈川県横須賀市にある民間医療機関のパシフィック・ホスピタルにて行なわれている健康スポーツ外来を受診した症例である．この病院には，パシフィック・メディカルフィットネスクラブが併設されており，運動療法はこのフィットネスクラブにて行なわれている．当初，この施設は一般のフィットネスクラブと同様に，入会金，月会費を納入すれば，誰でも自由に参加できるシステムをとっていた．しかし，平成9年，同病院の理事長の以前からの意向により，生活習慣病に対する運動療法，食事療法の実践を目的とした健康増進運動施設（フィットネスクラブ）として再スタートした．

同施設にて運動療法を実施しているのは，近隣の医療機関からの紹介や，いわゆる"口コミ"などで健康スポーツ外来を訪れた人である．この外来では，問診，身体計測，尿・血液検査，運動負荷試験を実施した後，これらの検査結果に基づいて運動処方を作成している（表2-5）．

効果判定は必須としておらず，希望者が再び外来を訪れるか，主治医のもとで再検査を受けるという体制になっている．また，運動継続中に何らかの症状を自覚した場合には，健康スポーツ外来の再診後，プログラムの変更または運動の一時休止を指示している．さらに，健康スポーツ外来初診の検査にて生活習慣病，循環器疾患を指摘されている者は2～3カ月後に健康スポーツ外来再診を指示している．

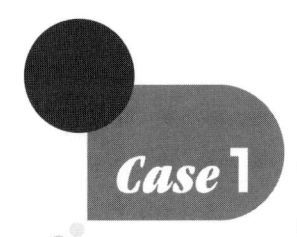

Case 1 高血圧，高脂血症

自己流の運動実施者に対し，心肺運動負荷試験に基づく運動処方を行ない高血圧が改善した例

名　前：K.M.	年　齢：63歳	性　別：女性
身体所見：身長：160.9cm，体重：60.0kg，BMI：23.2kg/m², 体脂肪率（キャリパー法）：35%		
診断名：高血圧，高脂血症		
使用薬剤：なし		
既往歴：陳旧性肺結核	家族歴：父＝脳梗塞	
運動歴：高校時代バスケットボール		
運動習慣：月6回，30分/回のウォーキング		
生活概要：　(1) 喫煙習慣：なし　　　　　　(2) 飲酒習慣：なし		

● 検査所見

(1) 安静時血圧：180/84mmHg
(2) 安静時心電図：正常洞調律，心拍数 88/分
(3) 胸部Ｘ線検査：陳旧性肺結核
(4) 血液検査：白血球数 4,100/μL，赤血球数 454×10⁴/μL，ヘモグロビン 14.0g/dL，ヘマトクリット 41.2%，血小板 25.2×10⁴/μL，総たんぱく 7.5g/dL，アルブミン 4.4g/dL，GOT 29IU/L，GPT 24IU/L，γ-GTP 20IU/L，LDH 347IU/L，Ch-E <u>415</u>IU/L，ALP 175IU/L，総コレステロール <u>227</u>mg/dL，HDL-コレステロール 53mg/dL，中性脂肪 60mg/dL，尿素窒素 14.5mg/dL，クレアチニン 0.9mg/dL，尿酸 3.6mg/dL，空腹時血糖 84mg/dL

● 運動負荷試験データ

　　自転車エルゴメータによるランプ負荷法（15watt/min）にて実施．最大負荷量112wattにて，呼吸苦および下肢疲労のため運動負荷を中止した．負荷中には，心室性期外収縮が散発したものの，運動強度の増大による増加傾向は見られ

表2-6 運動負荷試験データ

	心拍数 (／分)	血圧 (mmHg)	酸素摂取量 (mL/kg/min)
安静時	88	178/97	7.7
AT時	137	224/96	14.8
最大時	168	248/119	19.8

ず，有意なST変化も見られなかった．しかし，運動中の血圧の上昇がやや大きく，同時に実施した呼気ガス分析より決定したAT（anaerobic thereshold）を参考に，運動中の血圧が上がり過ぎない範囲にて運動処方を作成した．

運動負荷試験時のデータを以下に示す（表2-6）．

● 運動処方内容

> 運動種目：ウォーキング，水中ウォーキング，自転車エルゴメーターなどの有酸素運動，およびストレッチング
> 運動強度：有酸素運動時心拍数105〜130／分
> 運動時間：30〜60分／回
> 運動頻度：3〜5回/週

● 運動の効果

(1) 運動療法期間：3カ月間
(2) 運動療法前後の各データの比較（表2-7, 8）

3カ月間の運動療法期間の後に著明な効果が認められた一例である．運動療法後の体重は2.6kg減少しており，最大酸素摂取量は3.6mL/kg/min増加していた．運動療法前にも月6回程度のウォーキングを行なっていたが，全身持久力が低く，体力アップや健康増進には不十分だったようである．そのため，運動負荷試験の結果より提示された運動処方に従って，ウォーキングに加えて自転車エルゴメータや水中ウォーキングを組み合わせて行なうように指導した．その結果，運動の種類が多彩になったことによって運動頻度が上がり，全体的な身体活動量の増加につながり，著明な改善が認められたと考えられる．

その後の経過観察において，1年後の体重は55.2kgになり，血圧もさらに低下し138/80mmHgになっている．自己流のウォーキングを実施していた者に対して，心肺運動負荷試験の結果を踏まえた適切な運動処方による指導を行なった結果，高血圧の改善および全身持久力の向上がみられ，運動の継続も可能となった成功例である．

表2-7　運動療法前後の運動負荷試験データ

		心拍数 (／分)	血圧 (mmHg)	酸素摂取量 (mL/kg/min)
安静時	運動療法前	88	178/97	7.7
	運動療法後	88	172/93	7.8
AT時	運動療法前	137	224/96	14.8
	運動療法後	138	207/101	23.4
最大時	運動療法前	168	248/119	19.8
	運動療法後	171	245/116	23.4

表2-8　運動療法前後の各データの比較

検査項目	運動療法前	運動療法後
身長	160.9cm	161.1cm
体重	60.0kg	57.4kg
BMI	23.2kg/m²	22.1kg/m²
体脂肪率（キャリパー法）	35%	31%
安静時血圧	180/84mmHg ↑	150/64mmHg ↑
白血球数	4,100 μ/L	6,400 μ/L
赤血球数	454×10⁴/μL	444×10⁴/μL
ヘモグロビン	14.0g/dL	13.7g/dL
ヘマトクリット	41.2%	40.3%
血小板数	25.2×10⁴/μL	30.6×10⁴/μL
総たんぱく	7.5g/dL	7.4g/dL
アルブミン	4.4g/dL	4.6g/dL
GOT	29 IU/L	21 IU/L
GPT	24 IU/L	14 IU/L
γ-GTP	20 IU/L	14 IU/L
LDH	347 IU/L	367 IU/L
Ch-E	415 IU/L ↑	429 IU/L ↑
ALP	175 IU/L	177 IU/L
総コレステロール	227mg/dL ↑	218mg/dL
HDL-コレステロール	53mg/dL	48mg/dL
中性脂肪	60mg/dL	65mg/dL
尿素窒素	14.5mg/dL	13.3mg/dL
クレアチニン	0.9mg/dL	0.8mg/dL
尿酸	3.6mg/dL	3.5mg/dL
空腹時血糖	84mg/dL	88mg/dL

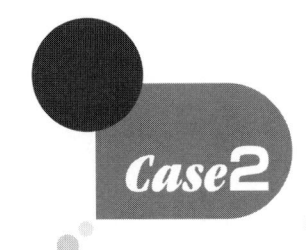

Case2 高血圧，肝機能障害，高脂血症

長期の運動継続によりはじめて高圧効果が得られた例

名　前：T.T.	年　齢：64歳	性　別：男性
身体所見：身長：166.9cm，体重：70.1kg，BMI：25.2kg/m²，体脂肪率 　　　　　（キャリパー法）：35%		
診断名：高血圧，肝機能障害，高脂血症		
使用薬剤：エナラプリル（レニベース），プロプラノロール（インデラル）		
既往歴：白内障手術	家族歴：父＝脳卒中	
運動歴：13～15歳まで剣道．現在特別な運動を実施していない		
運動習慣：なし		
生活概要：　(1) 喫煙習慣：なし（13年前に中止） 　　　　　　(2) 飲酒習慣：週7日ビール大瓶2本		

● 検査所見

(1) 安静時血圧：174/118mmHg
(2) 安静時心電図：正常洞調律，心拍数 88/分
(3) 胸部X線検査：異常なし
(4) 血液検査：白血球数 6,300/μL，赤血球数 496×10⁴/μL，ヘモグロビン 14.7g/dL，ヘマトクリット 44.3%，総たんぱく 7.5g/dL，アルブミン 4.3g/dL，GOT 21IU/L，GPT 25IU/L，γ-GTP <u>134</u>IU/L，LDH 303IU/L，総コレステロール 182mg/dL，HDL-コレステロール 37.9mg/dL，中性脂肪 <u>306</u>mg/dL，尿素窒素 12.3mg/dL，クレアチニン 0.9mg/dL，尿酸 6.1mg/dL，空腹時血糖 103mg/dL

● 運動負荷試験データ

　　自転車エルゴメータによるランプ負荷法（15watt/min）にて実施．最大負荷量157wattにて，下肢疲労のため運動負荷を中止した．負荷中には，不整脈や有意なST変化は見られず，運動中の血圧も内服薬によりほぼ良好にコントロールされていた．呼気ガス分析より決定したAT（anaerobic threshold）を参考に，運動処方を作成した．

運動負荷試験時のデータを以下に示す（表2-9）.

表2-9　運動負荷試験データ

	心拍数 （／分）	血圧 (mmHg)	酸素摂取量 (mL/kg/min)
安静時	98	177/110	7.2
AT時	109	191/110	14.3
最大時	154	240/134	25.1

●運動処方内容

運動種目：ウォーキング，自転車エルゴメータ，水泳などの有酸素運動
運動強度：有酸素運動時心拍数90〜110拍／分
運動時間：30〜60分／回
運動頻度：3〜5回／週

●運動の効果

(1) 運動療法期間：3年
(2) 運動療法前後の各データの比較（表2-10, 11）

　3カ月間の運動療法後の効果測定では，肝機能はやや改善したものの体重はやや増加，最大酸素摂取量は減少し，安静時血圧も運動療法による効果はほとんど認められなかった．しかし，効果測定時に運動方法の見直しを行ない，さらに運動を継続することを勧めた．その後，運動療法開始時に提示された運動処方に従い，週2〜3回の水泳やウォーキングなどの運動療法を続け，毎日の60分のストレッチング，毎日の60分のダンベル体操を行なったところ，1年後には体重が2.6kg減少し，最大酸素摂取量は増加し，血圧の低下も認められた．さらに，運動療法開始から1年半後には，主治医の判断により，それまで2種類内服していた降圧薬を1種類（エナラプリル）のみに減らすことができた．

　3年間の血圧，体重および最大酸素摂取量の変化を図2-2, 3に示す．

　運動療法後3カ月の効果は認められなかったが，運動をさらに継続することで血圧を低下させることができた症例である．運動療法期間中の運動量が少なすぎたわけではなく，指導日以外に週1度は，運動施設にて運動を実施していたようである．このように，運動の効果（ここでは，減量，降圧効果）の出現には個人差があり，運動療法の3カ月間という期間では効果の得られる場合と得られない場合がある．たとえ3カ月間で効果が得られなくとも，運動を継続することで効果が期待できることを対象者に十分に説明し，継続させるためのモチベーションを高めることが重要である．

表2-10 運動療法前後の運動負荷試験データ

		心拍数 (／分)	血圧 (mmHg)	酸素摂取量 (mL/kg/min)
安静時	運動療法前	98	177/110	7.2
	運動療法後	103	164/116	7.3
AT時	運動療法前	109	191/110	14.3
	運動療法後	117	210/126	14.8
最大時	運動療法前	154	240/134	25.1
	運動療法後	147	237/127	23.3

表2-11 運動療法前後の各データの比較

検査項目	運動療法前	運動療法後
身長	166.9cm	167.3cm
体重	70.1kg	71.6kg
BMI	25.2kg/m² ↑	25.6kg/m² ↑
体脂肪率（キャリパー法）	35%	31%
安静時血圧	180/84mmHg ↑	150/64mmHg ↑
白血球数	6,300μ/L	6,300μ/L
赤血球数	496×10⁴/μL	503×10⁴/μL
ヘモグロビン	14.7g/dL	15.0g/dL
ヘマトクリット	44.3%	43.9%
総たんぱく	7.5g/dL	7.4g/dL
アルブミン	4.3g/dL	4.2g/dL
GOT	21IU/L	17IU/L
GPT	25IU/L	16IU/L
γ-GTP	134IU/L ↑	41IU/L
LDH	303IU/L	329IU/L
総コレステロール	182mg/dL	178mg/dL
HDL-コレステロール	37.9mg/dL ↓	29.2mg/dL ↓
中性脂肪	303mg/dL ↑	314mg/dL ↑
尿素窒素	12.3mg/dL	13.2mg/dL
クレアチニン	0.9mg/dL	0.9mg/dL
尿酸	6.1mg/dL	5.4mg/dL
空腹時血糖	103mg/dL	102mg/dL

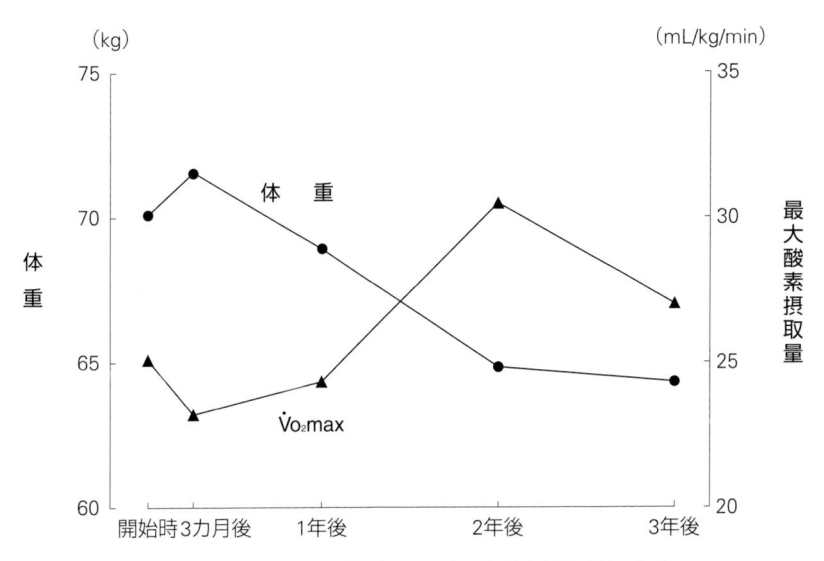

図2-2　総合指導コース参加後の体重および最大酸素摂取量の変化

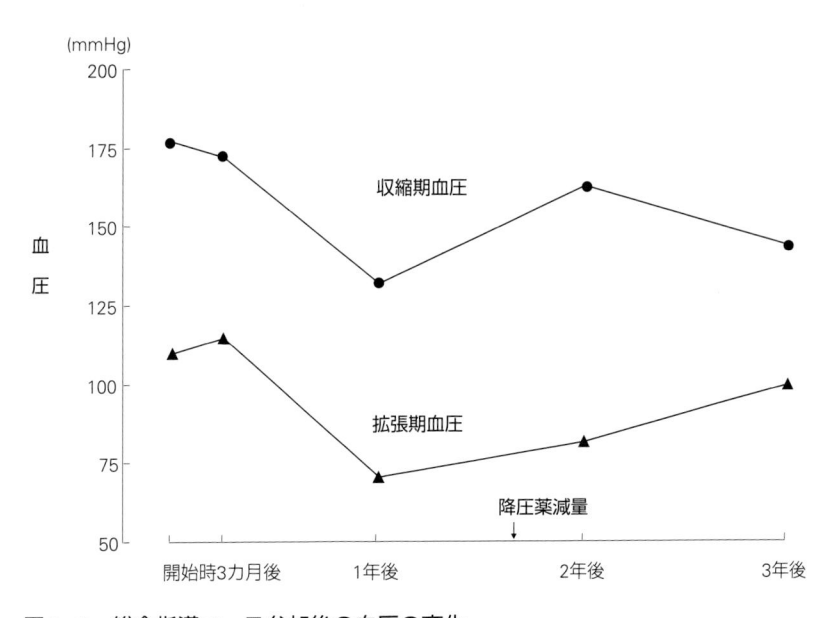

図2-3　総合指導コース参加後の血圧の変化

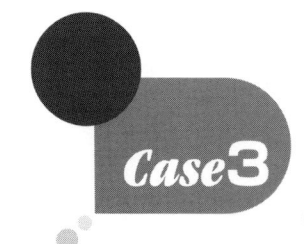

Case3 高血圧,高脂血症

運動療法開始時のメディカルチェックにより発作性心房細動が発見された例

名　前：I.Y.	年　齢：57歳	性　別：男性
身体所見：身長：158.5cm, 体重：60.0kg, BMI：23.2kg/m², 体脂肪率 　　　　　（キャリパー法）：18%		
診断名：高血圧, 高脂血症		
使用薬剤：ジラゼプ（コメリアン）, チクロピジン（パナルジン）		
既往歴：一過性脳虚血発作	家族歴：特記すべきものなし	
運動歴：30歳より水泳（現在も継続）		
運動習慣：6日/週, 自転車運動, 水泳, ランニング, ゴルフ, 登山など		
生活概要：　(1) 喫煙習慣：なし 　　　　　　(2) 飲酒習慣：5日/週		

● 検査所見

(1) 安静時血圧：168/96mmHg
(2) 安静時心電図：洞性徐脈, 心拍数 42/分
(3) 胸部X線検査：異常なし
(4) 血液検査：白血球数 5,700/μL, 赤血球数 485×10⁴/μL, ヘモグロビン 15.3g/dL, ヘマトクリット 46.3%, 血小板 17.8×10⁴/μL, 総たんぱく 7.5g/dL, アルブミン 4.8g/dL, GOT 25IU/L, GPT 23IU/L, γ-GTP 65IU/L, LDH 330IU/L, Ch-E 334IU/L, ALP 158IU/L, 総コレステロール 241mg/dL, HDL-コレステロール 64.0mg/dL, 中性脂肪 97mg/dL, 尿素窒素 18.8mg/dL, クレアチニン 1.1mg/dL, 尿酸 5.6mg/dL, 空腹時血糖 106mg/dL

● 運動負荷試験データ

20watt/minのランプ負荷による最大運動負荷試験施行.
　運動負荷試験開始前の心電図では正常洞調律であったが, 心拍数が100/分程度に上昇した時点で心房細動へ移行したため, ただちに運動負荷を中止した. その後しばらく経過をみたが, 洞調律には戻らず, 動悸の訴えもあったため, 抗不

表2-12 運動負荷試験データ

	心拍数 (／分)	血圧 (mmHg)	酸素摂取量 (mL/kg/min)
安静時	73	190/106	9.2
AT時	92	218/108	17.5
最大時	148	210/116	20.6

整脈薬（ピルジカイニド（サンリズム）の投与を行ない，30～40分後に洞調律へと回復した．

以下に，不整脈の出現で負荷中止となるまでの約5分間における最大下運動負荷のデータを示す（表2-12）．

その後，不整脈の原因を調べるために医療機関にて精密検査を施行し，ピルジカイニドの内服を開始した．心臓の超音波検査では異常所見を認めず，また，ホルター心電図でも発作性心房細動の出現はなかった．内服後，再度行なわれたトレッドミル運動負荷試験でも，明らかな異常は認められなかった．日頃から水泳やランニングなどの運動を行なっており，定期的な運動習慣があるが，安全に運動を行なうためにも適切な治療が必要と判断され，さらに降圧薬が追加となった．約1カ月後には血圧が安定してきたために，主治医から運動の許可が得られたため運動療法開始となった．

● 運動処方内容

> 運動種目：ウォーキング，水中ウォーキング，自転車エルゴメータなどの従来から行なっている有酸素運動の継続，さらにやや柔軟性に欠けていたためにストレッチング（筋力，柔軟性を向上させる運動を中心）を行なうように指導．
> 運動強度：運動時心拍数90～120／分
> 　　内服治療中であったが，血圧のコントロールは十分ではなかったため，運動中の血圧上昇を予防するためにも心拍数による運動強度のコントロールを指示する．
> 運動時間：30～60分／回
> 運動頻度：週に3～5回程度
> 注意事項：運動に関連して胸部の不快感や脈の不整を感じた場合には，ただちに心電図のチェックを行なう．また，心房細動による血栓形成や脳梗塞などの合併症予防のため，運動による脱水に注意し，適切な水分補給を怠らないように指示した．

● 運動の効果

(1) 運動療法期間：1年間
(2) 運動療法前後の各データの比較（表2-13, 14）

表2-13 運動療法前後の運動負荷試験データ

		心拍数 (／分)	血圧 (mmHg)	酸素摂取量 (mL/kg/min)
安静時	運動療法前	73	190/106	9.2
	運動療法後	66	153/101	9.9
AT時	運動療法前	92	218/108	17.5
	運動療法後	103	201/103	21.7
最大時	運動療法前	148	210/116	20.6
	運動療法後	154	261/125	38.8

表2-14 運動療法前後の各データの比較

検査項目	運動療法前	運動療法後
身長	158.5cm	158.6cm
体重	58.1kg	57.1kg
BMI	23.1kg/m²	22.7kg/m²
体脂肪率（キャリパー法）	18%	14%
安静時血圧	168/96mmHg ↑	146/90mmHg ↑
白血球数	5,700 μ/L	5,900 μ/L
赤血球数	485×10⁴/μL	459×10⁴/μL
ヘモグロビン	15.3g/dL	14.9g/dL
ヘマトクリット	46.30%	43.50%
血小板数	17.8×10⁴/μL	18.4×10⁴/μL
総たんぱく	7.5g/dL	7.4g/dL
アルブミン	4.8g/dL	4.6g/dL
GOT	25 IU/L	36 IU/L
GPT	23 IU/L	34 IU/L
γ-GTP	65 IU/L	84 IU/L
LDH	330 IU/L	359 IU/L
Ch-E	334 IU/L	358 IU/L
ALP	158 IU/L	149 IU/L
総コレステロール	241mg/dL ↑	250mg/dL ↑
HDL-コレステロール	64mg/dL	71mg/dL
中性脂肪	97mg/dL	80mg/dL
尿素窒素	18.8mg/dL	18.5mg/dL
クレアチニン	1.1mg/dL	1.0mg/dL
尿酸	5.6mg/dL	5.3mg/dL
空腹時血糖	106mg/dL	102mg/dL

表2-15　1年後の運動負荷試験データ

	心拍数 (拍／分)	血圧 (mmHg)	酸素摂取量 (mL/kg/min)
安静時	73	173/97	8.7
AT時	106	210/107	24.0
最大時	154	252/109	41.5

　約10年間，高血圧内服治療中で，日頃からマラソンやトライアスロンなどを好み，持久的なトレーニングを実施しており，全身持久力も高かった．しかし，3カ月間の運動療法開始前の運動負荷試験にて運動誘発性不整脈を指摘されたため，精密検査および適切な治療の後に運動を再開することができた症例である．

　本症例では，3カ月の運動療法開始前に高血圧症を指摘され内服治療を行なっているために，上記で示したプログラム終了後の安静時血圧が168/96mmHgから146/90mmHgへと低下しているのは降圧薬の影響が大きかったものと推察される．その後も対象者は定期的な運動を継続しており，約1年後に再度運動負荷試験施行した．前記の20watt/minのランプ負荷による最大負荷試験施行のデータでは，血圧，心拍反応良好であり，虚血性変化も認められなかった．さらに不整脈の出現もなく，特記すべき異常所見はまったく認められなかった（表2-15）．

　負荷前の血圧は122/78mmHgと安定しており，血圧コントロールは良好であったといえる．体重も57.2kgと安定し，BMI 22.6kg/m²であった．

　実際に，運動による降圧効果は個人差があり，その効果の出現時期は3カ月から1年後とさまざまである．特に，この症例では1年後に行なった運動負荷試験においてその効果が認められている．前回の運動負荷試験と比較しても同じ運動強度における血圧上昇は抑えられており，かつ最大酸素摂取量の増加が認められている．

　中高年者では，高血圧，糖尿病，高脂血症などの生活習慣病を抱える人は少なくない．運動により誘発される不整脈が，心臓の冠動脈硬化などの器質的疾患が原因であることもあり，中高年者が運動療法を開始する場合は，運動負荷試験を実施することが望ましい．当症例は，適切な治療のもと安全に運動が継続できた一例といえる．

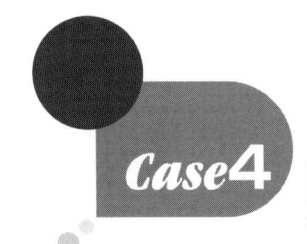

Case 4 高血圧，高脂血症，肥満

運動療法により降圧薬を中止できた例

名　前：M. T.	年　齢：47歳	性　別：女性
身体所見：身長：155.4cm，体重：72.6kg，BMI：30.0kg/m²，体脂肪率（キャリパー法）：41%		
診断名：高血圧，高脂血症，肥満		
使用薬剤：トリパミド（ノルモナール）		
既往歴：腰痛		家族歴：父親＝高血圧症
運動歴：なし		
運動習慣：なし		
生活概要：（1）喫煙習慣：なし　　　　　　（2）飲酒習慣：なし		

● 検査所見

(1) 安静時血圧：142/94mmHg
(2) 安静時心電図：正常洞調律，心拍数 64/分
(3) 胸部X線検査：異常なし
(4) 血液検査：白血球数 6,000/μL，赤血球数 444×10⁴/μL，ヘモグロビン 13.6g/dL，ヘマトクリット 40.7%，血小板 30.5×10⁴/μL，総たんぱく 7.3g/dL，アルブミン 4.3g/dL，GOT 23IU/L，GPT 21IU/L，γ-GTP 31IU/L，LDH 315IU/L，Ch-E 402IU/L，ALP 104IU/L，総コレステロール 284mg/dL，HDL-コレステロール 38.8mg/dL，中性脂肪 149mg/dL，尿素窒素 15.7mg/dL，クレアチニン 0.8mg/dL，尿酸 5.4mg/dL，空腹時血糖 81mg/dL

● 運動負荷試験データ

　　20watt/min のランプ負荷による最大運動負荷試験を施行した．最大負荷量 117watt の時点で下肢疲労のため運動負荷を中止した．運動中は，非サイアザイド系降圧利尿薬を併用しているものの，やや血圧が上昇しやすい傾向が認められた．しかし，心拍反応は良好であり，不整脈や虚血性変化も認められなかった

表2-16 運動負荷試験データ

	心拍数 (／分)	血圧 (mmHg)	酸素摂取量 (mL/kg/min)
安静時	97	144/93	8.7
AT時	128	194/99	16.4
最大時	171	230/102	26.3

(表2-16).

●運動処方内容

> 運動種目：ウォーキング，水中ウォーキング，自転車エルゴメータなどの有酸素運動，中等度筋力トレーニングを中心に指導．
> 運動強度：運動時の心拍数110～130／分
> 運動時間：30～60分／回
> 運動頻度：3～5回／週程度
> 　定期的な運動習慣はなく，過度の血圧上昇を避けるためにも高強度な運動は控え，減量を中心とした中等度有酸素運動を行なうように指導する．

●運動の効果

(1) 運動療法期間：3カ月間
(2) 運動療法前後の各データの比較（表2-17, 18）

　数年前より体重増加とともに血圧が上昇し，非サイアザイド系降圧利尿薬を内服治療中であった．冬場になると血圧が高くなり，また1カ月間で8kgの体重増加が血圧上昇を助長していたと思われた．主治医より高脂血症，高血圧に対し減量が必要との指摘があり，今回の運動療法の目的も減量が中心であった．運動療法終了後には，約4kgの体重減少が認められ，血圧コントロールが良好になった症例である．

　本症例では，運動療法開始前にはすでに内服治療を行なっている．運動療法終了後には安静時血圧が142/64mmHgから124/80mmHgへと低下しており，さらに運動負荷試験においても前回の負荷試験と比較して同じ運動強度における，血圧上昇は抑えられている．十分な降圧効果が認められ，内服を中止し得た．軽症高血圧や高血圧予備群において，定期的な運動は十分な降圧効果が得られ，この症例のように薬物治療を必要としない程度にまでの改善を示すこともある．

表2-17 運動療法前後の運動負荷試験データ

		心拍数（／分）	血圧(mmHg)	酸素摂取量(mL/kg/min)
安静時	運動療法前	97	144/93	8.7
	運動療法後	83	128/85	8.6
AT時	運動療法前	128	194/99	16.4
	運動療法後	110	162/90	16.8
最大時	運動療法前	171	230/102	26.3
	運動療法後	167	231/115	28.7

表2-18 運動療法前後の各データの比較

検査項目	運動療法前	運動療法後
身長	155.4cm	155.6cm
体重	72.6kg	68.8kg
BMI	30.0kg/m² ↑	28.4kg/m² ↑
体脂肪率（キャリパー法）	41%	34%
安静時血圧	142/64mmHg ↑	124/80mmHg
白血球数	6,000 μ/L	5,800 μ/L
赤血球数	444×10⁴/μL	416×10⁴/μL
ヘモグロビン	13.6g/dL	12.7g/dL
ヘマトクリット	40.70%	37.90%
血小板数	30.5×10⁴/μL	30.9×10⁴/μL
総たんぱく	7.3g/dL	7.1g/dL
アルブミン	4.4g/dL	4.3g/dL
GOT	23 IU/L	21 IU/L
GPT	21 IU/L	14 IU/L
γ-GTP	31 IU/L ↑	20 IU/L
LDH	315 IU/L	310 IU/L
Ch-E	402 IU/L ↑	359 IU/L ↑
ALP	104 IU/L	110 IU/L
総コレステロール	284mg/dL ↑	270mg/dL ↑
HDL-コレステロール	38.8mg/dL ↓	39.7mg/dL ↓
中性脂肪	149mg/dL	103mg/dL
尿素窒素	15.7mg/dL	11.7mg/dL
クレアチニン	0.8mg/dL	0.9mg/dL
尿酸	5.4mg/dL	4.1mg/dL
空腹時血糖	81mg/dL	79mg/dL

Case 5 高血圧，肥満

運動の実施頻度が少なく降圧効果が得られなかった例

名　前：H. K.	年　齢：42歳	性　別：女性
身体所見：身長：161.5cm，体重：78.5kg，BMI：30.1kg/m²			

診断名：高血圧，肥満	
使用薬剤：なし	
既往歴：なし	家族歴：母＝高血圧症（治療中）
運動歴：なし	
運動習慣：なし	
生活概要：喫煙習慣なし	

● 検査所見

(1) 安静時血圧：152/80mmHg
(2) 安静時心電図：正常洞調律　心拍数　63/分
(3) 胸部X線検査：異常なし
(4) 血液検査：白血球数 3,000/μL, 赤血球数 440×10⁴/μL, ヘモグロビン 13.3g/dL, ヘマトクリット 40.9%, 血小板 17.8×10⁴/μL, 総たんぱく 7.3g/dL, GOT 22IU/L, GPT 17IU/L, γ-GTP 13IU/L, LDH 379IU/L, Ch-E 5.27×10³IU/L, 総コレステロール 189mg/dL, HDL-コレステロール 75mg/dL, 中性脂肪 63mg/dL, 尿素窒素 13.8mg/dL, クレアチニン 0.8mg/dL, 尿酸 4.3mg/dL
以上すべて正常範囲内

● 運動負荷試験データ

症候限界性最高運動負荷試験
負荷方法：自転車エルゴメータによるランプ負荷（15watt/min）
運動持続時間：10分01秒
最高負荷量：150watt
最高心拍数：165/分（年齢別予測最高心拍数の92.7%）

最高血圧：224/104mmHg
不整脈：認めず

　10分01秒（150watt），下肢疲労にて負荷中止．負荷中に，胸痛等の胸部症状の出現なし．心電図上有意なST変化は認めず，冠動脈狭窄病変の存在は否定的であった．血圧反応も特に問題なかった．
判定：陰性

● 運動処方内容

運動種目：自転車エルゴメータまたはトレッドミル
運動強度：心拍数105～125/分（RPE11～12）
運動時間：40～50分/回
運動頻度：3～4回/週
注意事項：運動中の血圧上昇は比較的緩やかであり，特に運動制限は要しない．

● 運動の効果

　初診時においては血液検査等の安静時検査では異常所見はなく，軽症高血圧のみの診断であった．当院においてスポーツ外来を開始する前から併設のフィットネスクラブの会員であった．当初より高血圧症を指摘され，内服治療を勧められていたが，本人の強い希望で非薬物療法を継続してきた．初診時，身長：161.5cm，体重：78.5kg，BMI：30.1kg/m^{2}と，明らかな肥満であった．体重は一時3kg程度減少したが，その後増加してきており，運動療法開始後590日を経過した時点では体重は開始時と同じ79kgまで増加してしまった（図2-4）．血圧に関しても収縮期血圧は140mmHg代後半から160mmHgで推移しており（図2-5），明らかな低下傾向はみられなかった．この症例は，薬物療法に対して強い抵抗感を持っているにもかかわらず，運動実施回数を指示された頻度まで増やせなかった．運動療法開始から590日時点での運動実施回数は約100回であり，平均すると6日に1回となり，十分な運動効果の得られる頻度には達していなかった．このような症例においては，指導者側がイニシアチブをとって，短期目標の設定（この場合は目標体重，または運動頻度の増加）をする必要があったと思われる．ただし，この症例での問題点は，当フィットネスクラブにおいて医学的な検査に基づいた運動指導を開始する前から自己流で運動を行なってきており，その自己流から脱却しきれなかった点にあると考えられる．

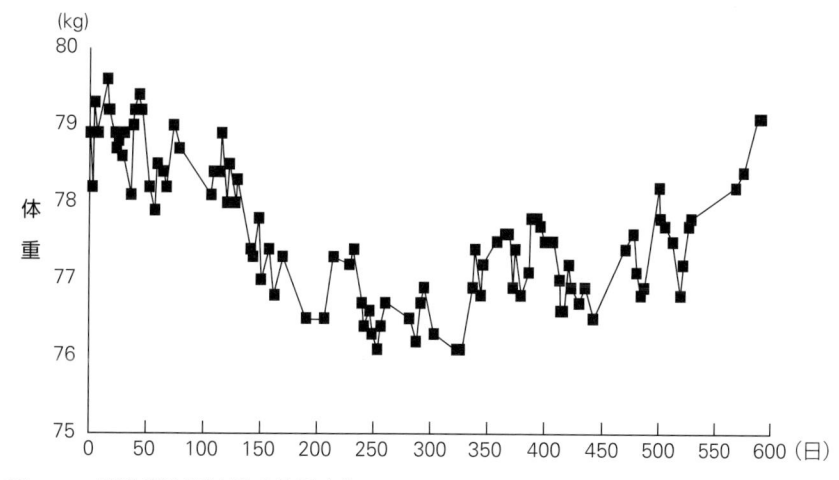

図2-4　運動療法開始後の体重変化

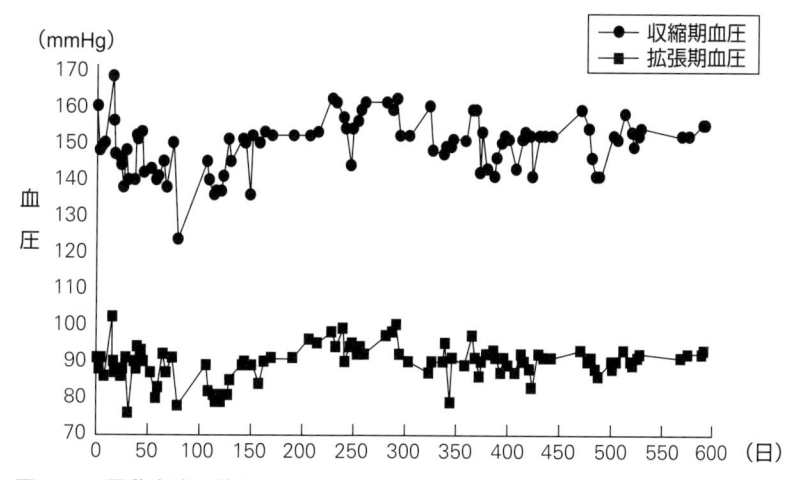

図2-5　運動療法開始後の血圧変化

Case6 高血圧

運動療法により降圧薬を減量できた例

名　前：M. Y.	年　齢：56歳	性　別：女性
身体所見：身長：150cm，体重：61kg，BMI：27.1kg/m²		
診断名：高血圧		
使用薬剤：マニジピン（カルスロット）10mg		
既往歴：なし		家族歴：母＝高血圧症（治療中）
運動歴：なし		
運動習慣：なし		
生活概要：喫煙習慣なし		

● 検査所見

(1) 安静時血圧：164/114mmHg
(2) 安静時心電図：正常洞調律　心拍数　51/分
(3) 胸部X線検査：異常なし　CTR＝49.2%
(4) 血液検査：白血球数 5,800/μL，赤血球数 425×10⁴/μL，ヘモグロビン 13.5g/dL，ヘマトクリット 41.8%，血小板 24.9×10⁴/μL，総たんぱく 7.4g/dL，GOT 20IU/L，GPT 18IU/L，γ-GTP 12IU/L，LDH 260IU/L，Ch-E 6.23×10³IU/L，総コレステロール 185mg/dL，HDL-コレステロール 44mg/dL，中性脂肪 68mg/dL，尿素窒素 19.4mg/dL，クレアチニン 0.7mg/dL，尿酸 5.2mg/dL
以上すべて異常なし

● 運動負荷試験データ

症候限界性最高運動負荷試験
負荷方法：自転車エルゴメータによるランプ負荷（15watt/min）
運動持続時間：9分40秒
最高負荷量：145watt
最高心拍数：155/分（年齢予測最高心拍数の94.5%）

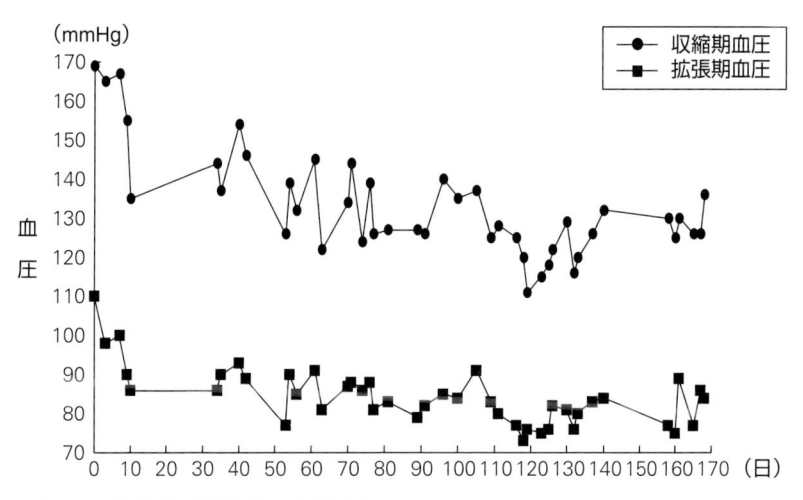

図2-6 運動療法開始後の血圧変化

最高血圧：206/110mmHg
不整脈：認めず
　9分40秒（93watt），下肢疲労にて負荷中止．負荷中に胸痛等の胸部症状の出現なし．心電図上有意なST変化は認めず，冠動脈狭窄病変の存在は否定的であった．負荷中の心拍数，血圧反応も特に問題なかった．
判定：陰性

● 運動処方内容

運動種目：自転車エルゴメータまたはトレッドミル
運動強度：心拍数100〜120/分（RPE10〜11）
運動時間：30〜40分／回
運動頻度：3回／週
注意事項：特記事項なし

● 運動の効果

　当科初診時，すでに他院より降圧薬（マニジピン10mg）の処方を受けていたが，安静時血圧は164/114mmHgであり，コントロール不良であった．当院にて運動処方を作成し，運動療法開始後，2.5カ月経過した頃より血圧が安定し始め，それ以後，収縮期血圧は，ほぼ140mmHg以下，拡張期血圧は90mmHg以下を保っている（図2-6）．その後現在に至るまで，運動療法を継続しており，約3年が経過しているが，血圧の上昇は認められない．主治医より降圧薬服用の中止を勧められるが，本人希望で半量服用を継続している．
　この症例の長期的な目標は降圧および薬物療法の終了である．降圧薬の服用期間は約2年であるが，本人は薬物療法からの離脱を強く希望し，以前より主治医から運動を勧められていたこともあり，運動療法には非常に興味をもっていた．

しかし，具体的な指導を受けたことがないこと，同年代の女性が集まるようなフィットネスクラブが身近になかったこと，自身の体力・健康に自信がなかったことなどから，薬物療法のみで対処してきた．そのため，当フィットネスクラブでの運動療法開始以降は，プログラムに対して積極的であり，比較的短期間（約2.5カ月）で降圧傾向みられた．その結果，主治医から降圧薬による治療の終了を指示され，短期間のうちに運動の効果を実感できたことが，運動療法継続のモチベーションを高めていたと思われる．現在，本人の希望で，降圧薬は半量投与となっているが，次の短期目標は降圧薬の服用中止である．

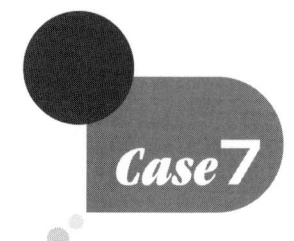

Case 7　高血圧，高脂血症，境界型糖尿病，脂肪肝，肥満

運動療法により複数の冠危険因子が改善した例

名　前：S. I.	年　齢：56歳	性　別：女性
身体所見：身長：155cm, 体重：80.0kg, BMI：33.3kg/m²		
診断名：高血圧，高脂血症，境界型糖尿病，脂肪肝，肥満		
使用薬剤：テモカプリル（エースコール）2 mg 　　　　　プラバスタチン（メバロチン）10mg		
既往歴：右変形性膝関節症	家族歴：父＝糖尿病，心不全 　　　　母＝高血圧，妹＝高血圧	
運動歴：器械体操（高校時代）		
運動習慣：なし		
生活の概要：喫煙歴：1日20本，30年間		

● 検査所見

(1) 安静時血圧： 126/82mmHg(内服中)
(2) 安静時心電図：正常洞調律　心拍数　71/分
　　V3,2相性T波　V4〜V6平坦T波：心筋障害
(3) 胸部X線検査：異常なし　CTR＝48.2%
(4) 血液検査：白血球数 7,800/μL, 赤血球数 470 ×10⁴/μL, ヘモグロビン 16.1g/dL, ヘマトクリット 49.2%, 血小板 30.1×10⁴/μL, 総たんぱく 7.8g/dL, GOT <u>127</u> IU/L, GPT <u>129</u> IU/L, γ-GTP <u>193</u> IU/L, LDH 590 IU/L, Ch-E <u>11.98</u>×10³ IU/L, ALP <u>314</u> IU/L, 総コレステロール <u>347</u> mg/dL, HDL-コレステロール 53mg/dL, 中性脂肪 <u>246</u> mg/dL, 尿素窒素 20.0mg/dL, クレアチニン 0.8mg/dL, 空腹時血糖 <u>114</u> mg/dL

以上より，高血圧（他院にて治療中），高脂血症（他院にて治療中），肝機能障害，境界型糖尿病，心筋障害と診断された．また，肝機能障害については精密検査の結果，脂肪肝と診断された．

●運動負荷試験データ

　　　　症候限界性最高運動負荷試験
　　　　負荷方法：自転車エルゴメータによるランプ負荷（15watt/min）
　　　　運動持続時間：7分13秒
　　　　最高負荷量：108watt
　　　　最高心拍数：139/分（年齢別予測最高心拍数の84.8%）
　　　　最高血圧：205/109mmHg
　　　　不整脈：認めず.
　　　　　7分13秒（108watt），下肢疲労にて負荷中止．負荷中に，胸痛等の胸部症状
　　　　の出現なし．心電図上有意なST変化は認めず，冠動脈狭窄病変の存在は否定的
　　　　であった．負荷中の心拍数，血圧反応も正常であった．
　　　　判定：陰性

●運動処方内容

> 運動種目：自転車エルゴメータまたはトレッドミル
> 運動強度：心拍数95〜110/分（RPE10〜12）
> 運動時間：40〜50分/回
> 運動頻度：3〜4回/週
> 注意事項：
> 内科的注意点：降圧薬内服を前提とした処方であるため，内服をしていない時は
> 　適応できない．内服下においては特に運動制限は設けない．他に高脂血症，脂
> 　肪肝を合併しているため，脂肪燃焼に主眼をおいて，運動を継続すること．
> 整形外科的注意点：右膝痛（変形性膝関節症）があるため，エアロバイク中心の
> 　プログラムとし，大腿四頭筋の訓練も平行して実施することを指示．また，右
> 　膝痛再発時は運動療法を休止して，外来を受診すること．

●運動の効果

　　　初診時，高血圧だけでなく肝機能障害（脂肪肝），高脂血症を合併していた．
すでに他院より高脂血症改善薬（プラバスタチン）と降圧薬（テモカプリル）の
内服処方を受けていた．主治医より当院のスポーツ外来を紹介され，運動療法を
開始した．初診時，身長：155cm，体重：80.0kg，BMI：33.3kg/m^{2}と肥満
状態であった．運動療法開始後120日間，50回の運動療法を終了した時に主治
医より降圧薬中止の指示があったが，その時点での体重は74kgであり，運動開
始時より6kg減少していた（図2-7）．以降，体重はあまり減少していないが，
リバウンドもなく，降圧薬中止後の血圧は平均して収縮期血圧132mmHg，拡
張期血圧82mmHgであった（図2-8）．また，入会6カ月後における再検査（血
液生化学検査）では，総コレステロールは265mg/dLであり，いまだ高値では
あるが初診時と比較すると82mg/dLに減少しており，肝機能や血糖値は正常範
囲まで改善している．運動療法開始時に心配された膝関節痛は現在のところ出現

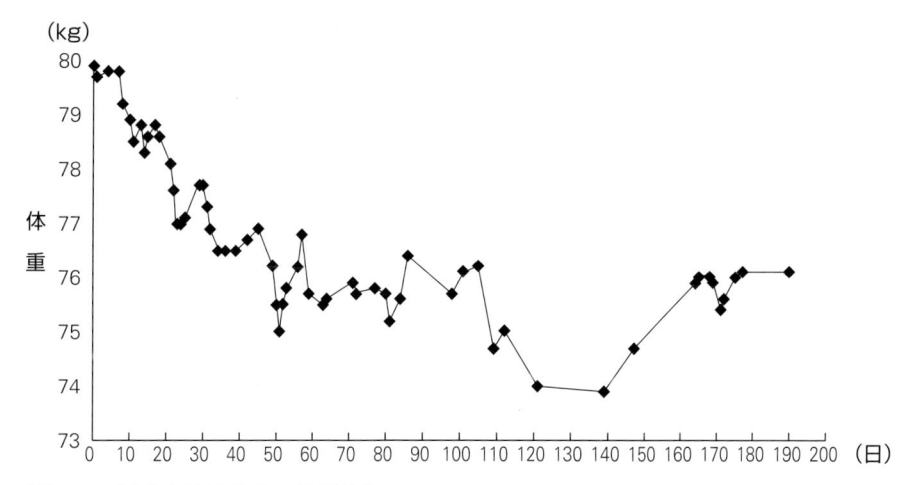

図2-7 運動療法開始後の体重変化

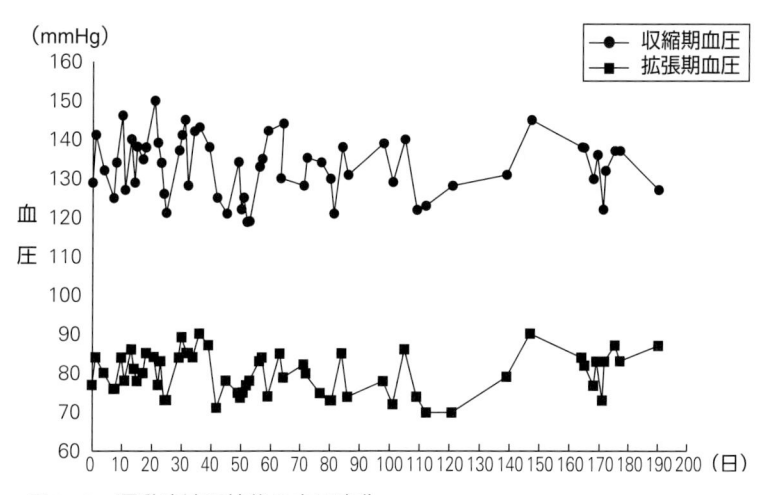

図2-8 運動療法開始後の血圧変化

していない.
　この症例の最終的な長期目標は，
①降圧薬の減量または中止.
②高脂血症の改善または治療薬の減量もしくは中止.
③肥満の改善である.
　この症例は運動療法開始時点で，高血圧，高脂血症，境界型糖尿病，肥満症と複数の冠危険因子を合併していた．運動療法開始後は，比較的早期に降圧効果がみられ，主治医より降圧薬の中止を指示された．その後の運動療法継続中に，主治医の元で受けた血液生化学検査において，著しい改善が認められ，同時に膝関節痛も消失した．このように比較的多くの冠危険因子を合併していても，最終的

な長期目標を達成する以前に,次々と運動療法の効果が得られたことは,この症例が運動療法を継続できた最大の要因と思われる.

ドロップアウト患者を少なくする工夫

　身体活動を継続することにより,高血圧をはじめとする生活習慣病が予防・改善されることが明らかになり,高血圧治療の場にも運動療法が積極的にとり入れられるようになってきている.この効果は身体活動を長期間継続して行なうことによりはじめて得ることができる.しかし,高血圧患者では初期にはほとんどの例で無症状であるため,身体活動を長期間継続させることは決して容易ではなく,われわれも多くのドロップアウト例を経験している.このようなドロップアウト例を少なくするには,身体活動をいかに無理なく日常生活の中に定着させてゆけるかが重要なポイントとなる.性,年齢,身体を動かすことの好き嫌い,仲間の有無,時間,経済力,家庭環境,社会環境など,身体活動の継続を左右する種々の要因の中には如何ともし難いものも存在するが,患者自身や周囲の努力で改善できるものも多く,ドロップアウト患者を減らすために以下にあげるような工夫が必要であろう.

①動機付けを確実にするために,「高血圧」と「身体活動の降圧効果」について十分に理解させる.
②運動処方で示した運動の種類,強度,時間,頻度にとらわれ過ぎずに,体調や仕事を考慮し無理のない範囲で実施できるように指導する.
③仕事の内容や勤務地の変更などによる環境の変化を考慮する.
④家族ぐるみで運動を行なうなど家庭内の雰囲気づくりも重要であり,本人だけでなく家族への指導も同時に行なう.
⑤運動指導だけでなく食事指導も積極的に行ない,降圧をより得やすくする.
⑥運動による降圧効果が明確に認められない場合には,わずかでも改善した点を見つけ出してそれを強調しながら説明する.
⑦糖尿病,高脂血症,肥満などを合併する例では,合併症の改善についても評価する.

　ここにあげた項目を,運動プログラム開始前だけでなく,開始後にも定期的に行なうことで,動機付けを維持することが期待できる.また,ドロップアウト患者に対しては,決して諦めずにドロップアウトの原因を見つけ出し,それを排除してゆく努力を惜しまないことである.

Case 8 高血圧，肥満

いったん得られた降圧，減量が運動の中断および間食により再度悪化した例

名　前：S. M.	年　齢：25歳	性　別：女性
身体所見：身長：167cm, 体重：91.5kg, BMI：32.8kg/m²			

診断名：高血圧，肥満	
使用薬剤：なし	
既往歴：腰痛症	家族歴：なし
運動歴：なし	
運動習慣：なし	
生活概要：喫煙習慣なし	

● 検査所見

(1) 安静時血圧：148/88mmHg
(2) 安静時心電図：正常洞調律　心拍数　64/分
(3) 胸部X線検査：異常なし　CTR＝49.2％
(4) 血液検査：白血球数 6,800/μL, 赤血球数 513×10⁴/μL, ヘモグロビン 14.4g/dL, ヘマトクリット 47.1％, 血小板 17.5×10⁴/μL, 総たんぱく 7.8g/dL, GOT 25IU/L, GPT 26IU/L, γ-GTP 19IU/L, LDH 407IU/L, Ch-E 4.58×10³IU/L, 総コレステロール 172mg/dL, HDL-コレステロール 30mg/dL, 中性脂肪 75mg/dL, 尿素窒素 10.2mg/dL, クレアチニン 0.8mg/dL, 尿酸 5.6mg/dL, 空腹時血糖 88mg/dL
：低HDL-コレステロール血症

● 運動負荷試験データ

症候限界性最高運動負荷試験
負荷方法：自転車エルゴメータによるランプ負荷（15watt/min）
運動持続時間：6分30秒
最高負荷量：93watt
最高心拍数：159/分（年齢予測最高心拍数の81.5％）

最高血圧：223/130mmHg
不整脈：認めず.

　6分30秒（93watt），下肢疲労にて負荷中止．負荷中に，胸痛等の胸部症状の出現なし．心電図上有意なST変化は認めず，冠動脈狭窄病変の存在は否定的であった．負荷中の心拍数，血圧反応も正常であった．
判定：陰性

● 運動処方内容

運動種目：自転車エルゴメータまたはトレッドミル
運動強度：心拍数105〜120/分（RPE10〜11）
運動時間：40〜50分／回
運動頻度：3〜4回／週
注意事項：腰痛

● 運動の効果

　初診時において身長167cmに対し，体重91.5kg，BMI32.8kg/m^{2}と肥満状態であり，血圧も軽症高血圧の状態であったが病識がほとんどなかった．元来"食"が趣味であり，運動を開始する理由も，基本的には食べるために運動を行なうということであり，まず"食"が考えの中心であった．ところが，スクリーニング検査および運動開始初期の段階で，25歳という若さにもかかわらず，軽症高血圧であることに気付き，真剣に運動療法に取り組んだ．その結果，開始から28日の時点で体重は約5kg減少し，血圧も正常範囲となった（図2-9，10）．その後，体重は運動開始後約190日間まで順調に減少し（最大−20kg），収縮期血圧も120〜130mmHg代を確保していた．しかし，その間も1日1回の"甘味食"は続けていた．その後，何回か運動の継続が途切れ，15〜20日の休止期間の度に体重は増加し，収縮期血圧も徐々に140mmHg代に戻ってしまった．

　この症例の長期目標は，
①降圧.
②減量であった.

　われわれの指導内容に関する反省点は食事内容の短期的目標において，甘味食の間食に対する指導が不十分であったことであろう．甘味食を許可しているにもかかわらず，体重減少も降圧効果も早期にみられていたため，その後の短期目標を充実させることなく現状通りとしてしまった．そのため運動休止期間では摂取エネルギー過剰状態になったと思われる．

　食事を趣味としている症例（いわゆる，美食家）に対して，その趣味を放棄させて運動療法を実行させることはその継続を困難にしてしまうと判断したことであった．このような場合には短期目標の修正を頻回に行なうことにより，改善傾向を維持することは可能であると考えられた．

図2-9　運動療法開始後の体重変化

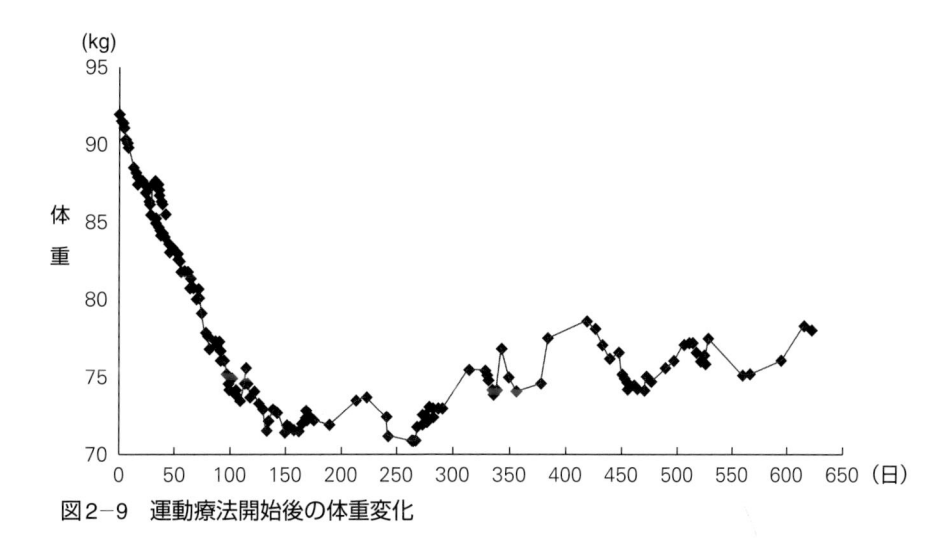

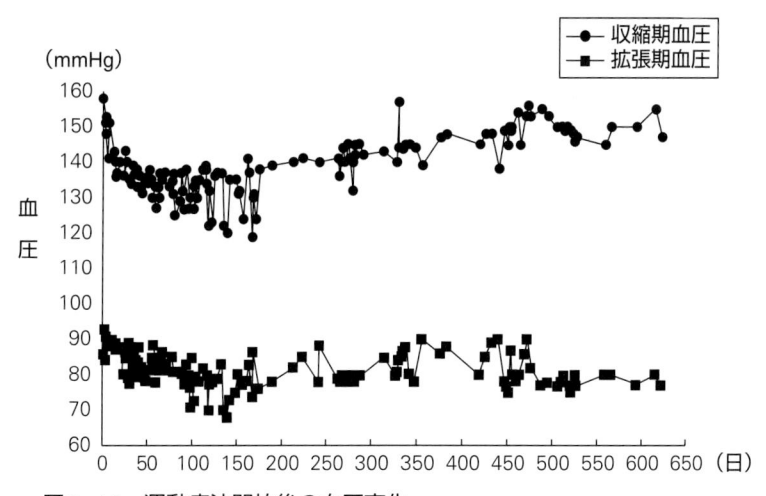

図2-10　運動療法開始後の血圧変化

Case 9　高血圧，境界型糖尿病，高尿酸血症，肝機能障害，肥満

転勤による運動の中断が誘因となり運動療法を継続できなかった例

名　前：J. A.	年　齢：29歳	性　別：男性
身体所見：身長：165cm，体重：106.7kg，BMI：39.2kg/m²		
診断名：高血圧，境界型糖尿病，高尿酸血症，肝機能障害，肥満		
使用薬剤：コルヒチン1mg		
既往歴：痛風（他院にて治療中）	家族歴：父＝糖尿病	
運動歴：ハンドボール（中学生時）		
運動習慣：なし		
生活概要：喫煙習慣なし		

● 検査所見

(1) 安静時血圧：血圧148/86mmHg
(2) 安静時心電図：正常洞調律　心拍数　71/分
(3) 胸部X線検査：異常なし　CTR＝49.2%
(4) 血液検査：白血球数　7,600/μL，赤血球数　506×10⁴/μL，ヘモグロビン 16.5g/dL，ヘマトクリット　49.0%，血小板　24.6×10⁴/μL，総たんぱく 7.8g/dL，GOT　51IU/L，GPT　90IU/L，γ-GTP　80IU/L，LDH　497IU/L，Ch-E　6.54×10³IU/L，総コレステロール　172mg/dL，HDL-コレステロール 44mg/dL，中性脂肪　144mg/dL，尿素窒素　11.5mg/dL，クレアチニン 1.2mg/dL，尿酸　6.6mg/dL，空腹時血糖　117mg/dL
：肝機能障害，境界型糖尿病

● 運動負荷試験データ

症候限界性最高運動負荷試験
負荷方法：自転車エルゴメータによるランプ負荷（20watt/min）
運動持続時間：10分01秒
最高負荷量：200watt
最高心拍数：178/分（年齢予測最高心拍数の93.2%）

最高血圧：272/90mmHg
不整脈：認めず.

　10分01秒（200watt），収縮期血圧＞270mmHgにて負荷中止．負荷中に，胸痛等の胸部症状の出現なし．心電図上有意なST変化は認めず，冠動脈狭窄病変の存在は否定的であった．負荷中の心拍数，血圧反応も正常であった．
判定：陰性

● **運動処方内容**

> 運動種目：自転車エルゴメータまたはトレッドミル
> 運動強度：心拍数110〜125/分（RPE11〜12）
> 運動時間：40〜50分/回
> 運動頻度：3〜4回/週
> 注意事項：
> ①運動中の心拍数が130/分の時点において収縮期血圧が200mmHgを越えるため，初期においては心拍数の上限を130/分とする．
> ②高尿酸血症（既往に痛風発作あり）のため，運動中に自覚症状が出現したときには速やかに外来受診をすること．
> ③過体重のため，関節への過負荷を考慮し，ランニングは許可があるまで禁止．エアロバイクを中心に行なうこと．

● **運動の効果**

　高血圧，高尿酸血症（痛風），高度の肥満（165cm，106kg，BMI：39.2kg/m²）の状態であり，29歳の男性としては生活習慣病が進行していた．職業はコンピューター技師で，生活リズムは極めて不規則とのことであった．特に"食"に対する固執はないものの，不規則な生活，一人暮らしといった理由から，外食，コンビニエンスストアの弁当食も多かったとのこと．元来，性格は温厚で，真面目であるため，指導には比較的素直に従い，運動療法開始約2カ月で34回（平均1回/2日）のプログラムを実行し，6.9kgの減量に成功した（図2-11）．しかし，その後約50日間，仕事の都合で運動を一時中断，再び復帰したが，その後の体重は97〜98kgを維持するに留まり，血圧は若干の上昇傾向もみられた．初期の体重減少時にも血圧は高値のままで，降圧効果は短期的には認められなかった（図2-12）．
　この症例の場合，最終的な目標は，
①降圧．
②減量であった．
　運動継続のための長期目標としては上記2項目は無理のない項目と思われる．運動療法開始後65日間で減量6.9kgは短期の目標としても十分に達成されたと思われる．降圧効果に関しては2カ月程度でも，運動頻度を増やすことによって短期的に効果がみられる症例も見受けられる．しかし，われわれの経験ではもう

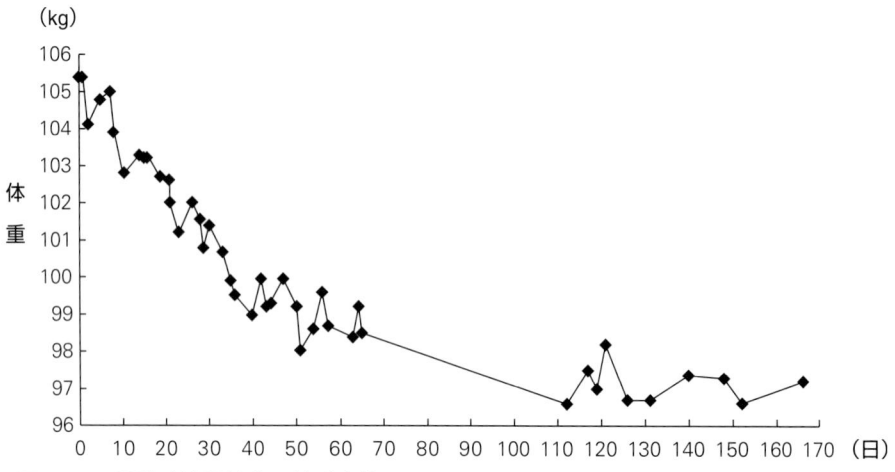

図2-11 運動療法開始後の体重変化

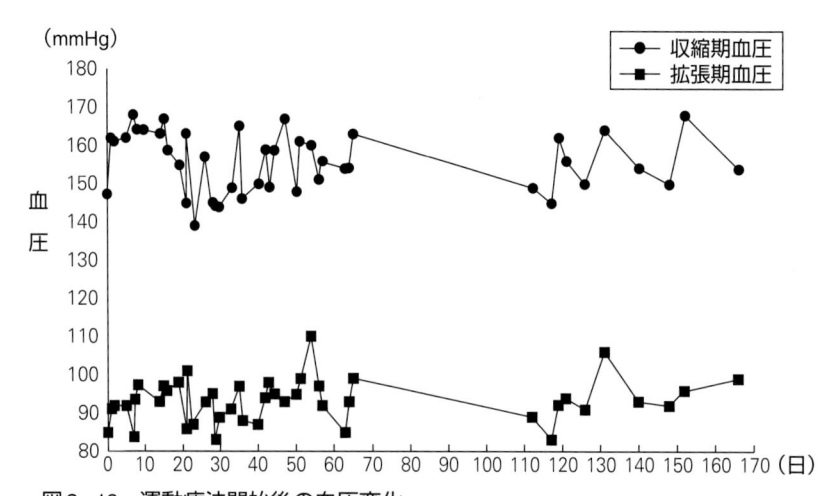

図2-12 運動療法開始後の血圧変化

少し長期間（6カ月前後）観察し効果を見極める必要がある．この点に関しては高血圧症を有する患者に対して入会時に説明しており，本症例も了解していたと考えられる．つまり，入会後約2カ月においては，目標を達成できないことによる挫折はなく，問題はその後の経過にあり，仕事の都合により，約50日間運動を中断したことが，その後の運動中止の誘因となったと考えられる．運動休止前は65日間で34回参加（平均1回/1.9日）していたが，休止後は54日間で10回の参加（平均1回/5.4日，1.3回/週）と参加頻度も減少していた．休止後の短期目標としての減量，降圧ともに達成されておらず，その後はモチベーションが不十分であったためか，残念ながら退会してしまった．本症例のように仕事と運動療法の両立をしなければならず，転勤等で一定期間中断するような場合には，運動中止予備群として，特別に相応の指導をするべきであったと考えられる．具

体的には
①転勤が予測されるならば，その時点までの短期目標を両者話し合いのもとに決定し，遂行すること．
②転勤先の環境を把握しておくこと．
③転勤先の環境に応じたプログラムを作成すること．
④転勤期間での短期目標を決定しておくこと．
⑤復帰して前記①〜④が達成されなかった場合，気分を転換して，改めて無理のない目標設定，プログラムを作成し，モチベーションの維持に努めることなどが必要だったと考えられる．

　本人としても，中断期間の運動処方，食事管理に関しては，今までとは環境が変化するという自覚が必要になってくると思われる．転勤先の環境をあらかじめ調査しておけば，多くの場合，転勤先での運動の継続は可能であろう．

【文　　献】

1) 厚生統計協会：国民衛生の動向，1999.
2) Castelli. W. P. et al : Epidemiology of coronary heart disease: The Framingham Study. Am J Med **76**: 4, 1984.
3) Raeven. G. M. : Role of insulin resistance in human disease. Diabetes **37** : 1595−1607, 1988.
4) Kaplan. N. M. et al : The deadly quartet. Upper-obesity, glucose tolerance, hypertriglyceridemia and hypertension. Arch Intern Med **149** : 1514−1520, 1989.
5) DeFronzo. R. A. et al : Insulin resistance. A multifaceted syndrome responsible for NIDDM, obesity, hypertension, dyslipidemia, and atherosclerotic cardiovascular disease. Diabetes Care **14** : 173−194, 1991.
6) Fujioka. S. et al : Contribution of intraabdominal visceral fat accumulation to the impairment of glucose and lipid metabolism in human obesity. Metabolism **36** : 54−59, 1987.
7) Kiyonaga. A. et al : Blood pressure and hormonal responses to aerobic exercise. Hypertension **7** :125−131, 1985.
8) 清水明ら：運動療法の降圧効果と体液性因子の変化. 高血圧 **6** ：43, 1983.
9) Koga. M. et al : Mild exercise decreases plasma endogenous digitalis like substance in hypertensive individuals. Hypertension **19** : 231−236, 1992.
10) Kinoshita. et al : Changes of dopamine and atrial natriuretic factor by mild exercise for hypertensives. Clin Exp Hypertension Theory and Practice **A14** : 1275−1290, 1991
11) Tanaka. H. et al : Prevalence rate of hypertension in relation to physical fitness. Sports, Medicine & Health : 1059−1064, 1990.
12) Araujo-Vilar. D. et al : Influence of moderate physical exercise on insulin-mediated and non-insulin-mediated glucose uptake in healthy subject. Metabolism **46** : 203−209, 1997.
13) Guidelines Subcommittee of the World Health Organization-International Society of Hypertension (WHO-ISH) Mild Hypertension Liaison Committee : 1999 World Health Organization-International Society of Hypertension Guideline for the Management of Hypertension. J Hypertension **17** : 151−183, 1999.
14) The Sixth Report of the Joint National Committee on Prevention, Detection, Evaluation, and Treatment of High Blood Pressure. Arch Intern Med **157** : 2413−2446, 1997.
15) 日本循環器学会・運動に関する診療基準委員会：1989年度報告. 運動療法に関する診療基準. Jap Circulation J **55** (Suppl 3) : 386−397, 1991.
16) Matsusaki. M.et al : Influence of workload on the antihypertensive effect of exercise. Clinical & Experimental Pharmacol & Physiol **19** : 471−479, 1992.
17) Borg. G. : Borg's perceived exertion and pain scales. Human Kinetics, 1998.

3章 高脂血症

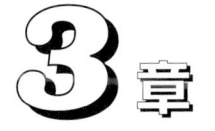

hyperlipidemia

1 疾患特有の処方と注意点

　高脂血症を簡単に定義すると，血中のコレステロールと中性脂肪の一方，あるいは両者が高値を示している状態をいう．高脂血症がなぜ治療の対象になるかというと，脂質代謝異常は動脈硬化を促進し，最終的に虚血性心疾患（IHD）を引き起こすためである．コレステロール値とIHD発生との関係は，アメリカではMRFIT調査があり[1]，総コレステロール値が200mg/dLを越えるとIHDの発生率が急激に増え，240mg/dLを越えるとさらに急速に増加することが知られている．しかもその境界域では，その他の危険因子（たとえば喫煙や高血圧）が重なり合うことによって相乗的に増加することが判明している[2]．ただし，日本人の場合はどうかというとMRFITほどの大規模な調査は現在まで実施されていない．日本動脈硬化学会は日本人の高コレステロール血症の管理基準を定めている（表3-1）．

　高脂血症の治療は食事療法と薬物療法が主体となるが，最近では運動療法が併用療法として注目されている．それは，脂質代謝異常と関係して内臓脂肪症候群[3]やインスリン抵抗性症候群[4]の治療に運動が重要な役割を担うことが判明してきたからである．つまり脂質代謝異常だけをとらえるのではなく，複数の危険因子を合併する状態がむしろ一般的で，これを「マルチプルリスクファクター症候群」または「クラスター症候群」という1つの疾患概念でとらえようとする動きが大きくなってきている（図3-1）．

1．運動療法による脂質改善機序

　高脂血症における運動療法の効果は，骨格筋や脂肪組織に内在するリポ蛋白リパーゼ（LPL）の役割が大きいと考えられている．中性脂肪（TG）に富むカイロミクロンや超低比重リポ蛋白（VLDL）はLPLによって加水分解される．そしてTGが分解されて生じた遊離脂肪酸（FFA）は骨格筋に取り込まれる．このとき生成されるHDL-コレステロール（HDL-C）はコレステロールを末梢から肝臓へ輸送する役割を担っている（抗動脈硬化作用）．活性化したLPLはLCAT（lecithin cholesterol acyltransferase）とともにHDL2（とくにHDL2b）を増加させると考えられている．またHDL2の増加にはHTGL（肝性TGリパーゼ）も関与しているといわれている．以上LPLはリポ蛋白代謝を進行させるが，運動によりこの酵素活性が上昇することが報告されている[5,6]．LPLの増加と抗動脈硬化作用を有するHDL-CとくにHDL_2コレステロールとの間には正の相関が，

表3-1 冠動脈疾患の予防,治療の観点からみた日本人の高コレステロール血症患者の管理基準

カテゴリー			生活指導,食事療法 適用基準(注1)	薬物療法適用基準(注2)	治療目標値
A	冠動脈疾患 i) 他の危険因子 ii)	(—) (—)	LDL-C140mg/dL以上 (TC220mg/dL以上)	LDL-C160mg/dL以上 (TC240mg/dL以上)	LDL-C140mg/dL未満 (TC220mg/dL未満)
B	冠動脈疾患 他の危険因子(注3)	(—) (+)	LDL-C120mg/dL以上 (TC200mg/dL以上)	LDL-C140mg/dL以上 (TC220mg/dL以上)	LDL-C120mg/dL未満 (TC200mg/dL未満)
C	冠動脈疾患	(+)	LDL-C100mg/dL以上 (TC180mg/dL以上)	LDL-C120mg/dL以上 (TC200mg/dL以上)	LDL-C100mg/dL未満 (TC180mg/dL未満)

i) 冠動脈疾患
　① 心筋梗塞
　② 狭心症
　③ 無症候性心筋虚血(虚血性心電図異常など)
　④ 冠動脈造影で有意狭窄を認めるもの

ii) 高コレステロール血症以外の主要な動脈硬化
　　危険因子
　① 加齢(男性:45歳以上,女性:閉経後)
　② 冠動脈疾患の家族歴
　③ 喫煙習慣
　④ 高血圧(140 and/or 90mmHg以上)
　⑤ 肥満(BMI 26.4以上)
　⑥ 耐糖能異常(日本糖尿病学会基準,境界型,
　　 糖尿病型)

注1:生活指導,食事療法はA,B,C,すべてのカテゴリーにおいて治療の基本をなすものである.
　　とくにAでは,少なくとも数カ月間は,生活指導,食事療法で経過を観察すべきである.
　　Bでは他の危険因子の管理強化でAに改善される例があることに留意する.
注2:薬物療法の適用に関しては,個々の患者の背景,病態を考慮して慎重に判断する必要がある.
注3:末梢動脈硬化性疾患,症状を有する頸動脈疾患や脳梗塞など,冠動脈疾患以外の動脈硬化性疾患を
　　有するものは,冠動脈疾患発症の危険性が高い群として他の危険因子がなくともカテゴリーBに
　　含めて治療する.

　　そしてTGとの間には負の相関が認められる[7].
　　まとめると,運動によってもっとも期待される脂質代謝改善効果は,血中のHDL-Cの増加とTGの減少である.したがって,高脂血症患者に運動を進める場合は,LPL活性を高める運動が望ましいことから,有酸素運動が適している.有酸素運動では,長時間におよぶとエネルギー供給を脂質に依存する率が高くなり,カイロミクロンやVLDL中のTGをエネルギー源として積極的に利用しようとしてLPL活性が亢進する.LPL活性の亢進は,カイロミクロンやVLDLからHDL-Cの転換を活発にするためにHDL-Cの増加をきたす.さらにLCAT活性の増加も認められる(図3-2).また,LPL活性はインスリンの影響を受けるため,運動によりインスリン感受性が改善することも脂質代謝に影響していると考えられる.

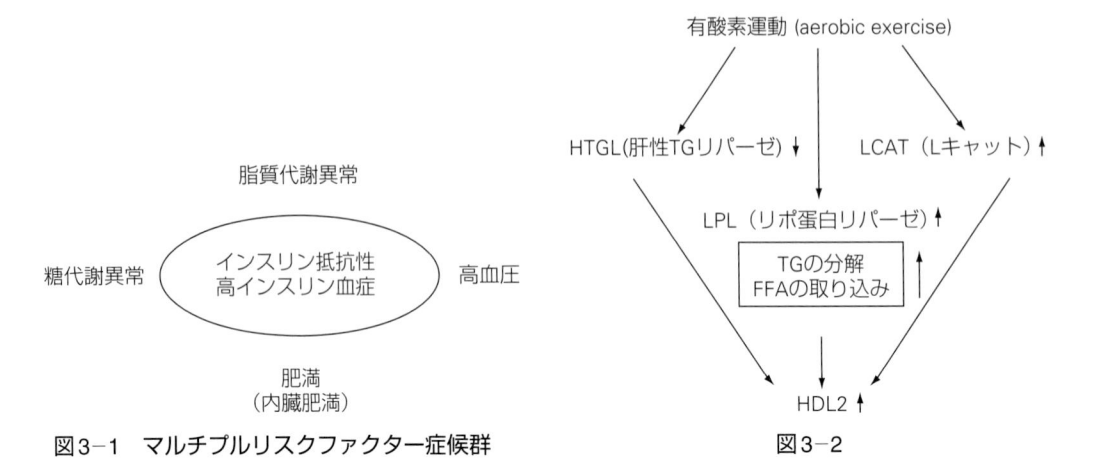

図3-1　マルチプルリスクファクター症候群

図3-2

2．運動療法の適応タイプ

　　多因子性の高脂血症の場合は，食事療法と共に運動療法の良い適応となる．LDL受容体の障害をもつ家族性高コレステロール血症や，LPL酵素欠損症など遺伝因子が関与する場合は，運動療法のみで効果を期待することは困難であり薬物療法や別の治療法（例えばLDLアフェレーシス）が主体となる．しかし，肥満や糖尿病を合併している場合は，代謝系全体の改善効果として運動療法は積極的に行なうべきである．

3．運動療法実施に当たって

　　高脂血症のチェックでは，まず一次性（原発性）と二次性（続発性）の鑑別をつける．二次性高脂血症の原因にはいくつかあり，たとえば腎臓病，糖尿病，甲状腺機能低下症などがある．家族歴も重要で，家族性高コレステロール血症の診断根拠となる．さらに治療歴と他の薬物の内服状況，そして動脈硬化の他の危険因子（喫煙や高血圧など）のチェックも重要である．次に合併症のチェックであるが，特に虚血性心疾患の鑑別が重要で，運動療法実施前には必ず運動負荷試験を行なっておくことが肝要である．

4．運動療法の効果

　　運動療法が血清脂質に与える影響としては，食事療法と同程度と考えられ，中性脂肪で約20％，コレステロールで約10％程度と考えられている[8]．
　　HDL-コレステロールを高めるための強度設定に関しては，Marrugatらの報告が興味深い[9]．彼らは，HDL-コレステロールに効果的な運動強度の閾値は7kcal/minであるとしている．この強度を超える運動量とHDL-コレステロールは

有意な正の相関を示し，9kcal/minを越える身体活動量は総コレステロールと有意な負の相関を示した．

脂質代謝異常の運動療法効果については，これまで多くの報告がある．Stefanickらは，高LDL血症かつ低HDL血症を示す中高年男性197名および閉経後の女性180名を運動群（E群），ダイエット群（D群），ダイエット＋運動群（D＋E群），コントロール群（C群）に無作為に分け1年間観察した．その結果，血中コレステロール値と脂肪摂取量は，D群とD＋E群において有意に減少した（$p < 0.001$）．HDL-コレステロールや中性脂肪は各群とも差はなかった．LDLコレステロールについて，D＋E群（女性14.5mg/dL，男性20.0mg/dL減少）はC群（女性2.5mg/dL，男性4.6mg/dL減少）と比べて有意に減少したが，D群（女性7.3mg/dL，男性10.8mg/dL減少）では有意な減少は見られなかった．したがって，LDLコレステロールの低下にはダイエットに加えて運動（aerobic exercise）が重要であるとしている[10]．

またSchuitらは，高齢者について運動と脂質代謝の関係をみている[11]．彼らは60才から80才の229名の男女を無作為にコントロール群（C群）とトレーニング群（T群）に分けて脂質代謝の変化を評価した．T群は週3〜4回の監視下運動療法を行なった．その結果，6カ月のトレーニングによってT群に体重と体脂肪に変化はなかった．HDL-コレステロール，LDLコレステロール，総コレステロールおよび中性脂肪はC群と比べて改善傾向を示したが有意差は認められなかった．以上高齢者の定期的な運動において脂質代謝は有意ではなかったが好ましい方向に変化し，この変化は体重と体脂肪とは独立の関係にあったとしている．

以上，運動療法の脂質代謝におよぼすポジティブな効果を論ずる報告は多いが，一方低HDL-コレステロール値を示す場合は効果が期待できないとする報告もある[12]．

また，運動内容も歩行のみでなく，テニスなどのスポーツ種目を用いても改善効果が認められたという報告もある[13]．

心疾患患者のリハビリテーション領域においても，脂質代謝の改善効果をみた報告が多い．Niebauerらのグループは，冠動脈疾患患者113名をintervention群（I群：運動，食事療法とストレスコントロール）とコントロール群（C群）に分けて，そのうち90名を6年間の長期にわたり観察し評価した．I群は総コレステロール（前6.03 vs 後5.67 mmol/L :$p < 0.03$），中性脂肪（前1.94 vs 後1.6mmol/L :$p < 0.005$）が有意に減少したが，C群では有意な変化を示さず，BMIは逆に増加した（前26 vs 後28 :$p < 0.0001$）．I群では28%の運動耐容能の増加を示した（前166 vs 後212 watt :$p < 0.001$）．さらに，特筆すべきはI群において冠動脈の動脈硬化進行度がC群よりも有意に遅く，冠動脈動脈硬化の退縮を示したのは週1,784kcalの運動を実践していた患者群で，これは週約4時間の中程度の運動量に匹敵した．この冠動脈造影上の退縮効果に関与していたのは，多変量解析で運動耐容能のみが独立した因子であったと述べている[14]．

野原は，運動療法実施中の虚血性心疾患患者のコレステロール改善効果につい

て，総コレステロールが215mg/dL以上の群で改善効果が有意であり，215mg/dL以下の正常群では悪化を認めなかったとしている[15]．

5．抗脂血薬との併用について

HMG-CoA還元酵素阻害薬のスタチン系の抗高脂血症薬は，重篤な副作用として横紋筋融解症が挙げられる．また，CPK上昇も時に見られることがある．したがって大筋群を使う比較的長時間の運動において，スタチン系薬物を内服している患者は，運動誘発性の骨格筋損傷に注意する必要がある[16]．

また，プロブコール服用患者は，QT延長を伴う心室性不整脈に注意する必要がある．さらに，ベザフィブラート服用は横紋筋融解症に注意する他に，腎障害や透析患者には禁忌とされている．

まとめ

低強度から中程度の有酸素運動は，脂質代謝を代表とする代謝レベルでの改善効果が期待できる．その他にも血圧降下作用（特に境界域高血圧）や体脂肪減少効果が認められ，耐糖能やインスリン感受性を改善させる．その他に患者の心理・精神状態やQOLに好ましい効果をもたらすことが確認されている．

食事療法と運動療法は動脈硬化予防の重要な治療法であるので，適応のあるすべての患者に実施されることが望ましい．抗高脂血症薬とくにスタチン系のHMG-CoA還元酵素阻害薬は劇的な効果をもたらすことは間違いないが，服用しても心筋梗塞の再発を免れるのは3分の1の心臓病患者でしかない．残り3分の2は抗高脂血症薬を服用してもその利益を享受し得ない[17]．そこで，リハビリテーションの重要性が強調されるのであるが，そのためには運動指導および食事指導を取り入れて集中的かつ包括的な教育プログラムを遂行する必要がある．また一次予防を考えた場合，冠動脈動脈硬化のリスクを持つ者すべてに薬物投与を行なうことは不可能である．ライフスタイルの行動変容を第一に考慮すべきであろう．スタチン系の抗高脂血症薬が多く世に出されている現在，食事と運動の重要性はますます増してくると思われる．

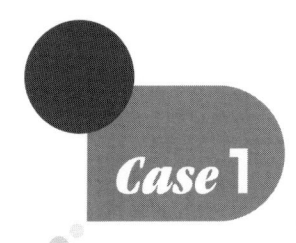

Case 1 高脂血症・糖尿病・高尿酸血症

インスリン抵抗性症候群における運動療法著効例

名　前：O. T.	年　齢：64歳	性　別：男性
身体所見：身長：156cm，体重：57.7kg（標準体重53.6kg），BMI：23.7kg/m², 皮脂厚；上腕前面6mm，上腕後面10mm，腹部25mm，肩甲10mm，体脂肪率：24.2%		
診断名：高脂血症・糖尿病・高尿酸血症		
内服薬：シンバスタチン，アロプリノール		
既往歴：眩暈症（原因不明）	家族歴：特になし	
運動歴：定期的な運動はしていない		
生活概要：タバコ　30本／日×44年，アルコールは飲まない		

● メディカルチェック

血液検査値データ（空腹時採血）	運動療法前	運動療法後	正常値
ヘモグロビン（g/dL）	15.6	15.3	13.0-17.0
ヘマトクリット（%）	47.4	46.5	39.0-51.0
血小板（/mm³）	243.0×10³	235.0×10³	130.0-350.0
白血球（/mm³）	6,900	6,200	4,400-9,000
脂質代謝系			
総コレステロール（mg/dL）	293	219	130-220
HDL-コレステロール（mg/dL）	38	39	32-70
中性脂肪（mg/dL）	348	254	60-160
LDLコレステロール（mg/dL）	185	129	62-130
肝機能			
GOT（IU/L）	15	9	8-40
GPT（IU/L）	21	14	5-35
γ-GTP（IU/L）	15	12	0-45
総蛋白（g/dL）	6.9	6.9	6.5-8.3
腎機能			
クレアチニン（mg/dL）	0.9	1.0	0.5-1.3
尿素窒素（mg/dL）	11	11	8-20
尿酸（mg/dL）	8.9	6.1	3.5-7.5
糖代謝係	※		
血糖（mg/dL）	107	98	60-110
ヘモグロビンA1c（%）	5.7	5.5	3.4-5.8

※…尿糖（陰性）
75gOGTT（糖負荷試験）：前；93, 30分；234, 60分；234, 90分；226, 120分；197mg/dL
血中インスリンレベル：前；11.1, 30分；68.5, 120分；108μU/mL

> 心臓超音波検査（正常値）
> AOD 28mm（22-35）・LAD 33mm（18-40）・IVST 8.9mm（6-12）
> PWT 8.9mm（6-12）・LVDd 44mm（40-55）・LVDs 30mm（30-45）
> 左室壁運動正常，ドップラーでの異常血流は認めない．

● 所　見

　　患者は高脂血症と高尿酸血症のため不定期に通院治療中であった．代謝異常を運動によって改善する目的で，健康増進センターを受診した．そこでの検査結果から，糖尿病について空腹時は正常範囲であったが糖負荷試験の結果，耐糖能異常または境界型糖尿病であることが判明した．さらに2時間後の血中インスリンが高値であることから高インスリン血症であると判断し，高脂血症と併せて（中性脂肪が高値），臨床的にインスリン抵抗性症候群と判断した．また，全身持久能力も低く運動不足は明らかであった．

● 運動負荷試験データ（健康増進センターによるデータ）

　　心肺運動負荷試験
　　　自転車エルゴメータによる症候限界性負荷を行なった（rampプロトコール）．
・負荷前：心拍数68bpm，血圧140/82mmHg
　　　息切れのため負荷終了
・終了時：心拍数135bpm，血圧190/119mmHg
　　　　最高酸素摂取量（peak$\dot{V}O_2$）17.4mL/kg/min
　　　　ピーク仕事率(peak watt)　91watt
・AT（anaerobic threshold）時：
　　心拍数　105bpm
　　酸素摂取量（$\dot{V}O_2$@AT）10.0mL/kg/min（57.5% of peak $\dot{V}O_2$）
　　仕事率　38watt
※心電図上の虚血性変化および不整脈はなし

● 運動処方内容

1）ストレッチング：10分間
2）ウォーキング：30分間（AT時の心拍数）
3）ウエイトトレーニング：5分間
4）水中歩行：20分間
　　週3〜4回　運動指導員もしくは医師の監視下で実施

● 運動負荷試験データ（3カ月運動療法）

　　　心肺運動負荷試験
　　　自転車エルゴメータ（rampプロトコール）
　・負荷前：心拍数　68bpm，血圧　126/74mmHg
　　　息切れのため負荷終了
　・終了時：心拍数　136bpm，血圧　177/87mmHg
　　　　最高酸素摂取量（peak $\dot{V}O_2$）20.9mL/kg/min
　　　　ピーク仕事率（peak watt）107watt
　・AT（anaerobic threshold）時：心拍数　101bpm
　　　酸素摂取量（$\dot{V}O_2$@AT）　12.0mL/kg/min（57.4% of peak $\dot{V}O_2$）
　　　仕事率　54watt
　※心電図上の虚血性変化および不整脈はなし
　・形態測定データ
　　　体重　55.5kg，BMI　22.7kg/m²，体脂肪率　20.9%

● コメント

　　運動耐容能は3カ月間で，peak$\dot{V}O_2$ならびにAT時の酸素摂取量ともに20%増加した．しかもピーク時の負荷が増加したにもかかわらず，終了時の血圧とAT時の血圧は低下している．典型的なトレーニング効果を示した症例である．脂質代謝に関しては，総コレステロールと中性脂肪が顕著に減少した．しかしHDL-コレステロールは増加していない．形態については，体重が2.2kg，体脂肪率が3.3%減少した．

　　患者はまじめに週4〜5回運動療法に通っている．公共施設のため週6,500円という比較的低い利用料金に設定されていることと，医師と指導員が常駐している安心感がコンプライアンスを高くしていると考えられた．さらに改善効果が，血液データや負荷試験の結果から具体的にわかりやすく数字に示されたため，運動意欲が高まったと思われる．

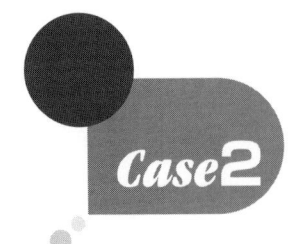

Case2 高コレステロール血症・糖尿病・心筋梗塞

長期的なリハビリテーションで冠動脈の動脈硬化退縮を認めた例

名　前：T. K.	年　齢：59歳	性　別：男性
身体所見：身長：160cm，体重：73kg（標準体重56.3kg），BMI：28.5kg/m²			
職　業：中央市場職員			
診断名：高コレステロール血症，糖尿病，心筋梗塞			
内服薬：シンバスタチン，プラバスタチン，ボグリボース，グリベンクラミド，アスピリン，エナラプリル			
既往歴：45歳に糖尿病を指摘され，近医にて血糖降下剤を処方されていた			
家族歴：なし		運動歴：定期的な運動はしていない	
生活概要：喫煙歴あり，アルコール（―）			
現病歴：1992年2月26日早朝職場で突然左前胸部に重苦しさを感じた．救急車にて救急病院に搬送され，心電図Ｖ2〜Ｖ6にかけてＳＴ上昇を認め，前壁心筋梗塞の診断のもと紹介入院となった．緊急冠動脈造影では，前下行枝＃6に99％狭窄が認められたため，同部に対してPTCA（経皮的冠動脈形成術）を施行し，25％の拡張に成功した．左室造影によるEF（心駆出率）は51％であった．またピークCPKは5,958 IU/Lであった．			

● 治療経過

　　　心筋梗塞発症から血糖管理を行っていたが，内服治療では十分なコントロールが得られず，1995年9月よりインスリンとの併用療法を行なっていた．現在は内服薬のみで良好なコントロールが得られている．

● 運動療法経過

　　　監視型集団スポーツリハビリテーション（心臓リハビリ）には1994年4月より参加している．当初3年間は，仕事のためコンプライアンスは不良であったが，1997年からは退職したことをきっかけに週3回の参加となっている．
　　　本格的に運動療法を始めた1997年以降の運動メニューは，準備体操20分，分速120mのジョギング5分，ビーチボールバレー20分を2セットそして整理体操10分である．

運動強度の設定は，トレッドミルによる運動負荷試験（ブルース法）の結果からカルボーネンの式を用いて，係数を0.6～0.9としてトレーニング心拍数を求めた．
（リハビリセンター）1992年4月から参加
頻度…92～94年　月0～2回（95年以降　週3回の参加）
運動メニュー…準備体操20分，ステップ9（120m/min）5分，ビーチボールバレー20分　2セット，整理体操　10分
強度…運動負荷試験のpeakHRの60～90％で実施
（自宅）毎朝1時間の歩行（8,000歩）
1日合計10,000～17,000歩　エネルギー消費量　約300～700kcal/日
（平均3,884kcal/週）

●最終の運動負荷試験のデータ（実施日：1998年10月13日）

トレッドミル（ブルース法）13分56秒ステージ5下肢の疲労のため中止．胸痛はなく心電図においても虚血性変化は認めなかった．また不整脈も出現しなかった．
ピーク時：心拍数149bpm，血圧214/78mmHg，最高酸素摂取量30.5mL/kg/min
自宅では毎日1時間の歩行や普段でも歩く習慣を身につけた．
　運動を始めた1995年9月から現在までの体重，HbA$_1$c，総コレステロール，HDL-コレステロール，1日合計歩数の変化から糖，脂質代謝の改善における運動の有用性をグラフに示す．さらに，心臓リハビリを開始してからの冠動脈病変の変化について経時的に示す．
　図3-3,4より日常活動量の増加が体重を減少させ，さらに血糖コントロールを

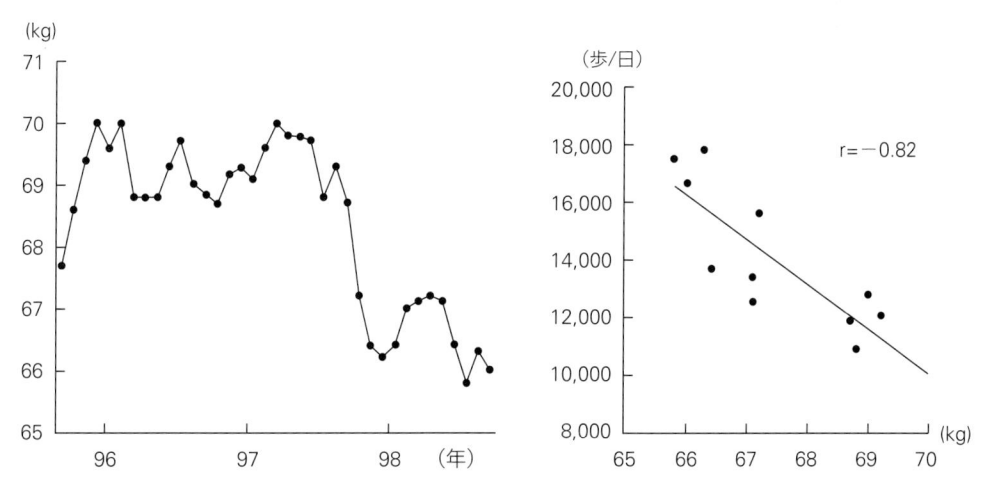

図3-3　体重の変化および1日合計歩数との相関を示したグラフである．体重は1997年以降から低下がみられ，歩数とは負の相関を示した．現在の体重は65kg（BMI 25.4）と発症時より8kgの低下を認める．

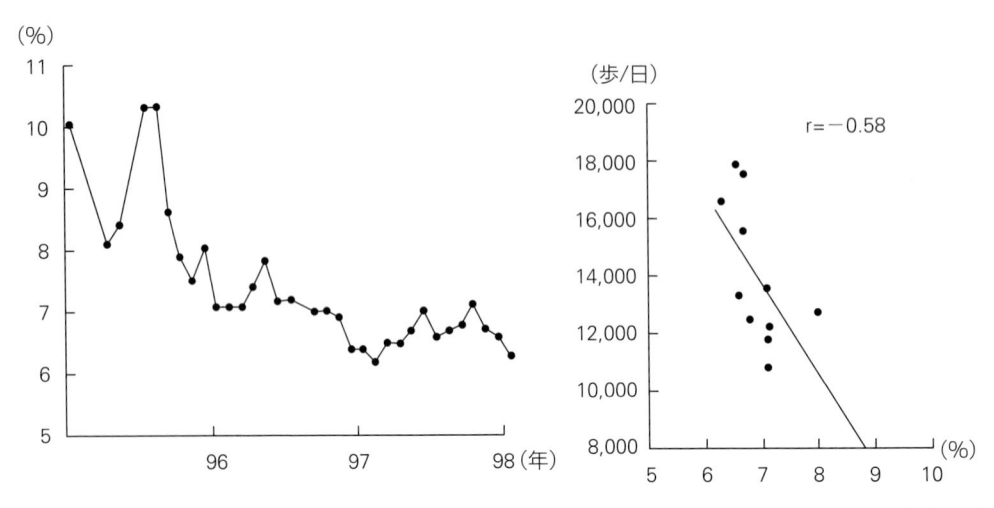

図3-4　HbA1Cの変化および1日の合計歩数との相関を示したグラフである．HbA1Cは低下し，歩数とは負の相関を示した．

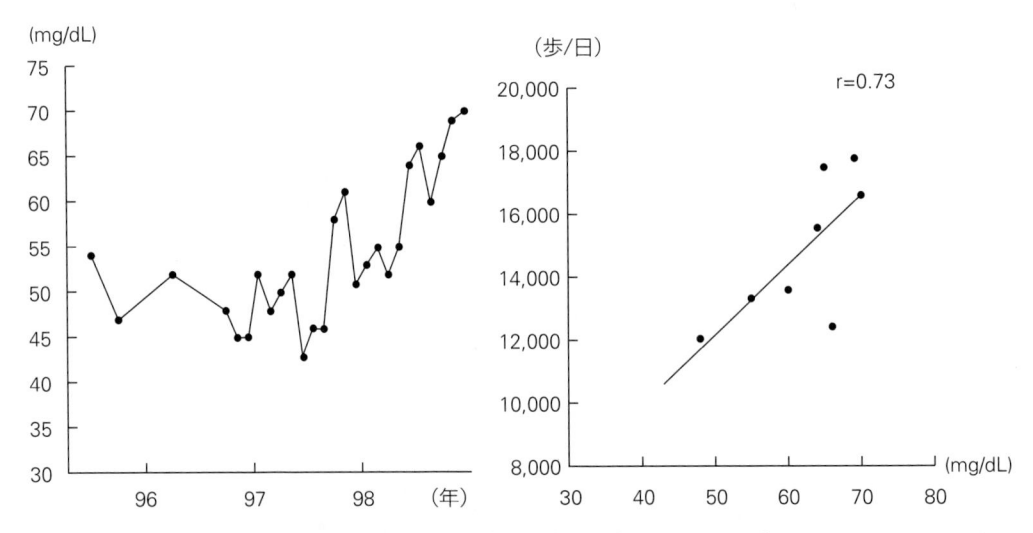

図3-5　HDL-コレステロールの変化および1日合計歩数との相関を示したグラフである．HDL-コレステロールは増加し，歩数とは正の相関を示した．

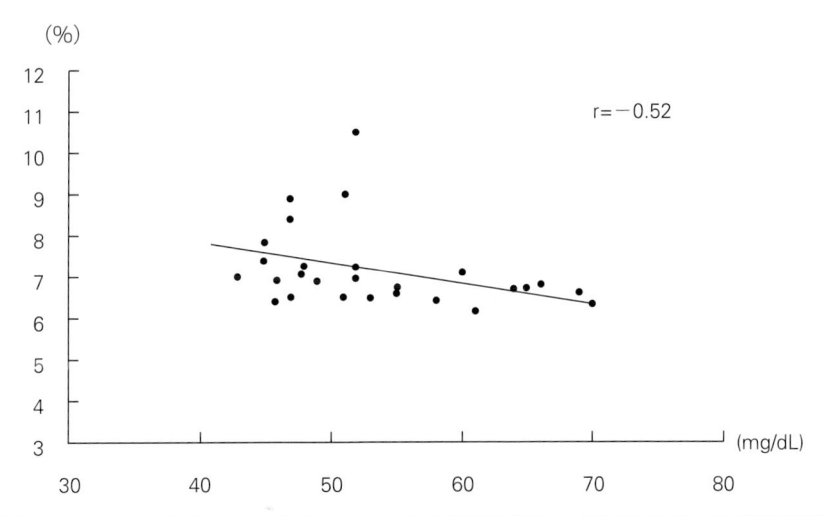

図3-6 HDL-コレステロールとHbA1Cとの相関を見たものであるが，負の相関を示した．HDL-コレステロールの改善には，運動によるLPL(リポ蛋白リパーゼ)の活性化やLCATの活性化が考えられる．また，LPLは血糖コントロールに関連があるといわれており，運動によりインスリン感受性が亢進することも間接的に影響していると考えられた．

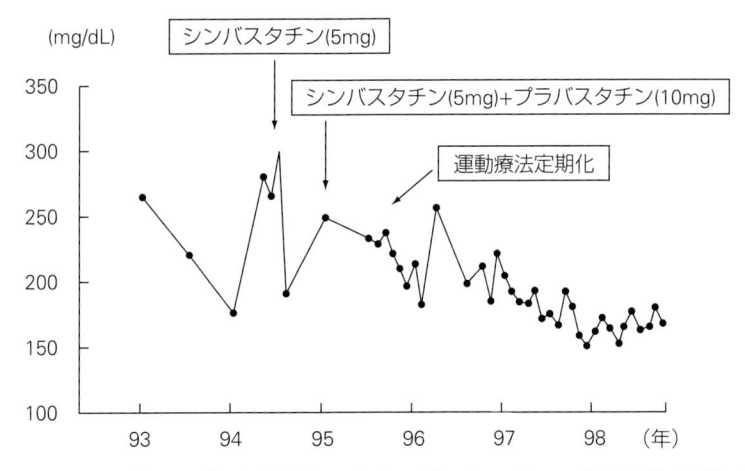

図3-7 心臓リハビリを開始してからの総コレステロールの変化を示したものである．1994年に入って，抗高脂血症剤が処方されているが，1995年9月以降は内服の変化はないものの総コレステロールの減少が認められた．

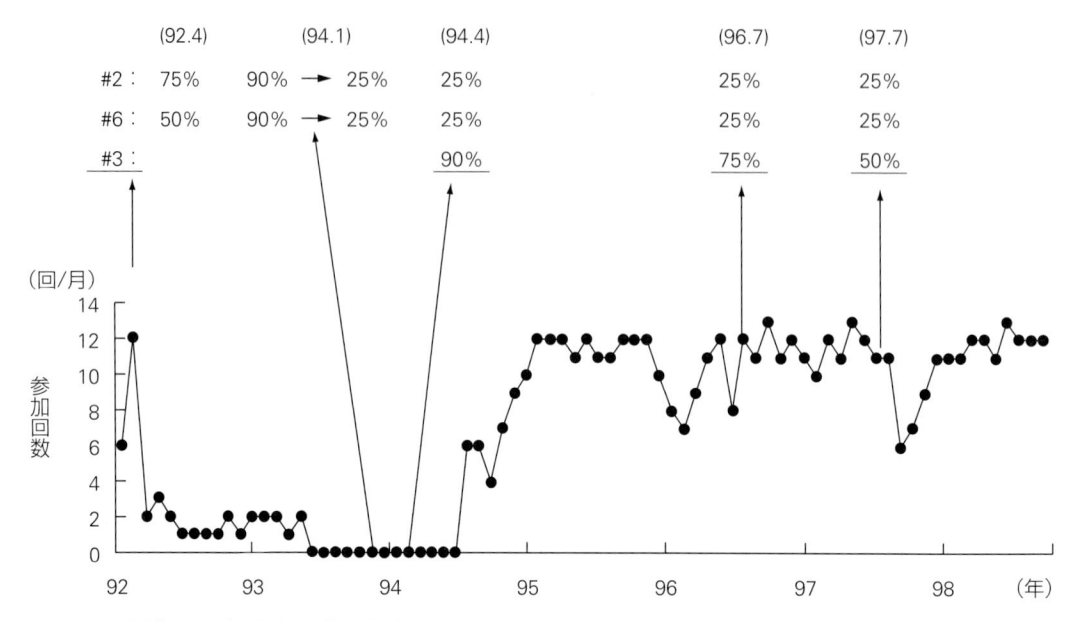

図3-8 心臓リハビリ参加回数の変化と冠動脈病変の変化．冠動脈硬化病変の退縮状況を示している．

良好にしたと考えられた．
　1994年4月に右冠動脈 #3において90%の狭窄が見られたが，96年，97年の冠動脈造影では，その部分が75%から50%まで退縮していた．
　また，94年1月にインターベーションを行なった．#2，#6においても悪化は認められなかった．
　心臓リハビリを開始した1992年から95年までの参加回数の少ない時期における冠動脈造影の結果には，94年1月の再狭窄や94年4月の新病変の出現など，冠動脈病変の悪化がみられる．しかし，95年以降の参加回数の増加がみられた後の冠動脈造影の結果では，インターベーション後の再狭窄は見られず，新病変の退縮が見られた．
　Hambrechtらは1週間に2,200kcal消費する活動的な狭心症患者は冠動脈造影上，冠動脈硬化の明らかな改善が認められたと報告している[18]．今回の症例は，彼らが提示した運動量である1週間2,200kcalを上回っていた．この病変の改善には，食事療法，薬物療法の影響は無視できないものの，運動を定期的に実施し始めた頃より総コレステロールの低下，HDL-コレステロールの上昇が明らかに認められたことにより，日常活動量の増加が冠動脈硬化の退縮をもたらしたと考えられた．また，この症例においては，かなりの運動量をこなしているため，この先運動が身体的，精神的ストレスにならないように加齢を考慮した処方が必要であると考えている．
　患者は今でも，元気に集団スポーツ運動療法に通っており，すでに生活の一部として習慣化している．

Case 3 心筋梗塞・高脂血症

体重減少と脂質代謝改善効果を認めた例

名　前：I．H．	年　齢：72歳	性　別：男性
身体所見：身長：166.4cm，体重：59.5kg，BMI：21.5kg/m²，体脂肪率：12.7％，ウエストヒップ比：0.9		
職　業：無職		
診断名：心筋梗塞，高脂血症		
内服薬：ニコランジル，アスピリン，ジルチアゼム		
既往歴：特になし	家族歴：特になし	
運動歴：なし	生活概要：喫煙歴あり	
現病歴：1994年9月2日昼頃，家庭菜園で作業中胸部全体の息苦しい症状があったが，特に気にせず作業を続けていた．しかし少しずつ息苦しさが増悪したため作業を中断し帰宅した．その後救急病院を受診し，急性心筋梗塞と診断を受け入院した．ピークCPKは3,520 IU/Lであった．その後順調に経過し10月8日心臓カテーテル検査目的で当院に紹介入院となった．		

● 冠動脈造影検査

　　94年10月11日　冠動脈造影(CAG)
　　前下行枝：＃5　25％，＃6　50％，＃8　25％，＃9　25％
　　左回旋枝：＃11　75％，＃13　75％
　　左室造影
　　seg 1,4,5,7 hypokinesis
　　96年4月15日　フォローアップ CAG
　　左前下行枝：＃5　25％，＃8　25％，＃9　25％
　　左回旋枝：＃11　50％，＃13　75％
　　前回と比較し変化無し

● 運動負荷試験　トレッドミル（ブルース法）

年　月	時　間	安静時HR (bpm)	ピークHR (bpm)	終了時収縮期血圧 (mmHg)	虚血性変化
94年10月	4分50秒 足の疲労にて終了	90	120	150	なし
96年2月	7分25秒 足の疲労にて終了	75	121	142	なし
97年5月	9分20秒 足の疲労にて終了	67	121	170	なし
98年2月	10分16秒 足の疲労にて終了	61	128	182	なし
98年11月※	10分 足の疲労にて終了	64	132	178	なし

※ peak $\dot{V}_{O_2}$ 24.1mL/kg/min

● 運動処方

　　1994年10月28日より集団スポーツ運動療法に参加し現在に至る．
種目：ソフトテニス　20分，
自転車エルゴメータ90watt　20分
現在のトレーニング心拍数　120bpm（カルボーネン式の係数を0.8）

● コメント

　　心筋梗塞発症時の体重は70kgであった．その後体重が82kgまで増え，栄養士の指導と自分でもこのままではいけないと自覚し，集団運動療法の他に1日3kmの歩行と食事療法を実施した．1994年から1998年の4年間でHDL-コレステロールが44mg/dLから79mg/dLまで上昇した（図3-9）．中性脂肪と総コレステロールはやや増加傾向にある（図3-10, 11）．運動耐容能は，発症時と比べ運動時間が2倍に延長している．体重は減少傾向にあり現在55kgである（標準体重60.7kg）（図3-12）．検査所見では特に問題はない．
　　A型行動パターンの典型的な患者であるため，運動のやりすぎに注意し，ゆとりをもった生活を送るよう指導している．
　　また，運動終了後に自律訓練法を取り入れて，リラクセーションをはかっている．

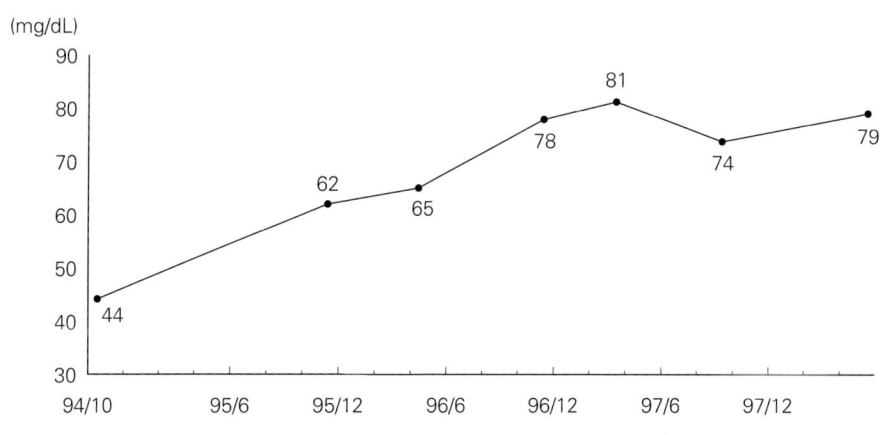

図3-9　1994年から1998年の4年間でHDL-コレステロールが44mg/dLから79mg/dLまで上昇した

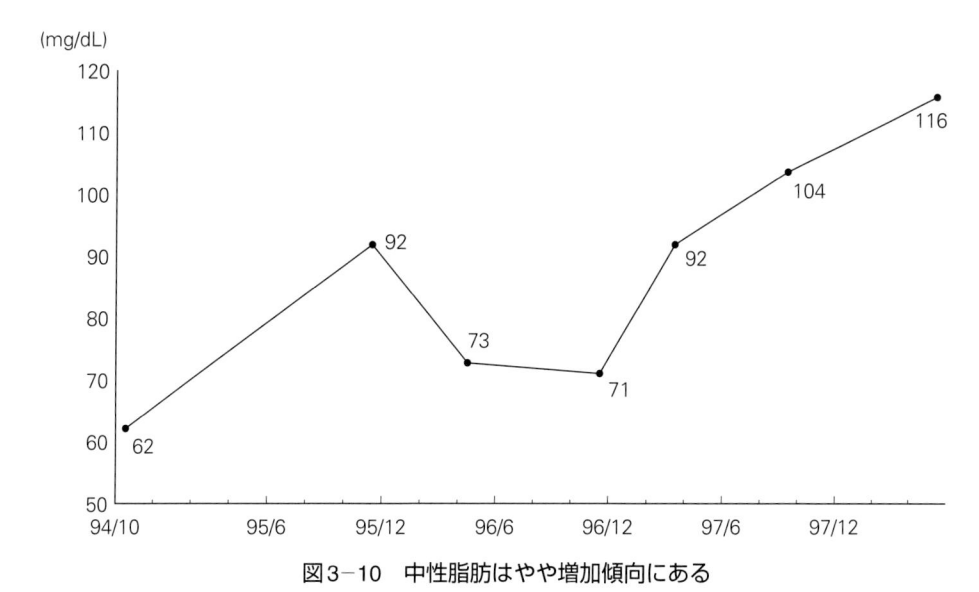

図3-10　中性脂肪はやや増加傾向にある

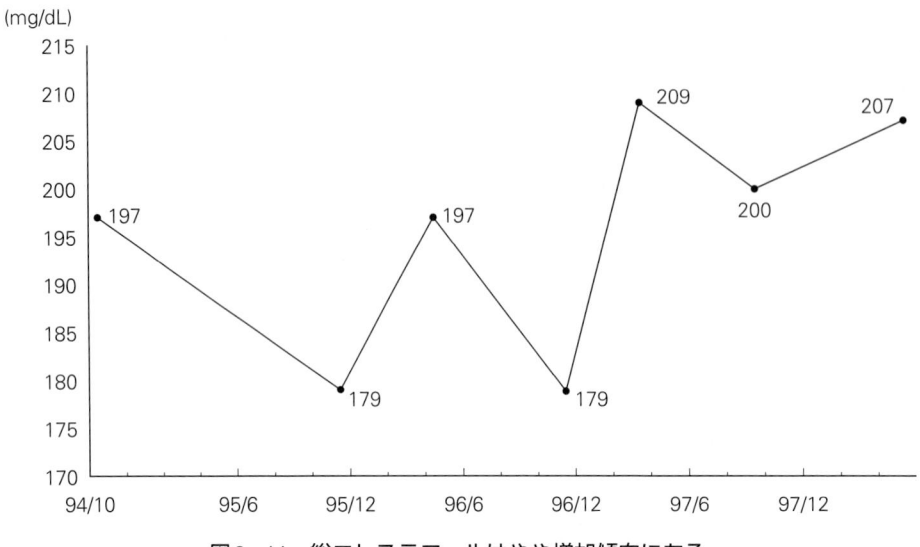

図3−11　総コレステロールはやや増加傾向にある

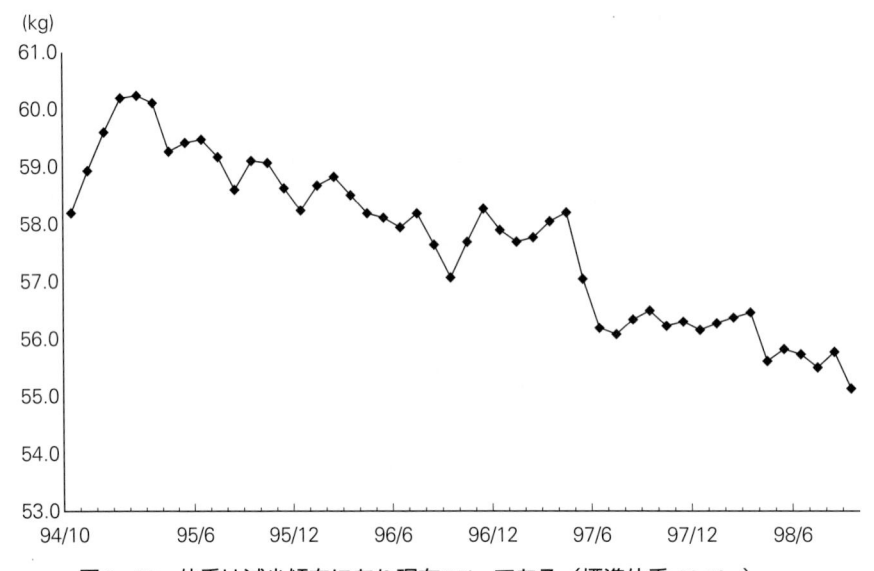

図3−12　体重は減少傾向にあり現在55kgである（標準体重 60.7kg）

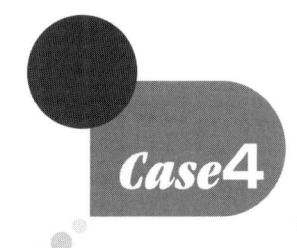

Case 4 心筋梗塞・高脂血症・高尿酸血症

仕事上のストレスをかかえている心筋梗塞例

名　前：T. S.	年　齢：51歳	性　別：男性
身体所見：身長：171.4cm, 体重：66.0kg, BMI：22.6kg/m², 　　　　　体脂肪率：23.1%		
職　業：タクシー運転手		
診断名：心筋梗塞, 高脂血症, 高尿酸血症		
内服薬：ニコランジル, アスピリン, アロプリノール		
既往歴：特になし		家族歴：姉：高血圧, 兄：糖尿病
運動歴：なし		
生活概要：喫煙30本/日, 現在は禁煙, 缶ビール1本/日程度		
現病歴：発症の半年ほど前から, 仕事中（運転中）や洗車時に1分程度の胸痛を自覚していた. 1996年3月28日夜11時頃突然, 激しい胸痛におそわれた. 次第に冷汗も伴うようになった. 救急車にて搬入される. 心電図上房室ブロックと胸部誘導V2～4にST下降あり, 不安定狭心症としてCCUに収容された. その後, 肢誘導II, III, aVFにST上昇が出現し, 緊急CAGとなった.		

● 冠動脈造影検査

　　96年3月28日
　　右冠動脈：#2　100％のため, direct PTCAを行ない25％の拡張に成功した.
　　peak CPKは1021 IU/lであった.
　　96年4月23日　退院前CAG
　　右冠動脈：#1　25％, #2　50％
　　左回旋枝：#13　50％
　　左室造影
　　seg 5, 7 slight hypokinesis
　　その後PTCA施行部の右冠動脈 #2に再狭窄が認められたため, 96年7月に再度PTCAを行なった.
　　97年5月13日　フォローアップCAG

右冠動脈：#1　50％，#2　50％
　　　左回旋枝：#13　50％

● 運動負荷試験　トレッドミル（ブルース法）

年　月	時　間	安静時HR (bpm)	ピークHR (bpm)	終了時収縮期血圧 (mmHg)	虚血性変化および不整脈
96年8月	11分 足の疲労にて終了	77	179	166	なし
97年11月	11分 最大心拍数到達にて終了	95	183	185	なし

● 運動処方

> 1996年4月より，集団スポーツ運動療法に参加，現在に至っている．
> 種目：バドミントン，ソフトテニスそれぞれ20分ずつ週1回から2回参加．
> トレーニング心拍数は，カルボーネン式の係数を0.9として174bpmとしている．

● コメント

　参加回数は，図3-13に示すごとく，月平均6回になっている．
　体重は，96年12月の61kgを最低に徐々に増加傾向を示している（図3-14）．
　図3-15, 16に脂質系の検査データの推移を示す．HDL-コレステロールは増加を続けているが，総コレステロールは一定の傾向を示していない．
　仕事はタクシードライバーで運動習慣は無かった．
　発症前，健康診断で中性脂肪がやや高めなので要注意と指摘を受けていたが放置していた．
　心筋梗塞発症後，主治医より心臓リハビリをすすめられ参加する．
　総コレステロールも最高で145mg/dLと異常に高いわけではなく，HDLも36mg/dLときわめて低いわけではない．ただリスクファクターとして喫煙があるが現在は禁煙している．タクシー運転手を続けており，仕事上かなりのストレスがあると答えている．筆者の経験上タクシー運転手には冠動脈疾患と消化性潰瘍が多いという印象を持っている．
　96年7月の治療を最後に大きなイベントは無く運動療法と食事療法を実施している．

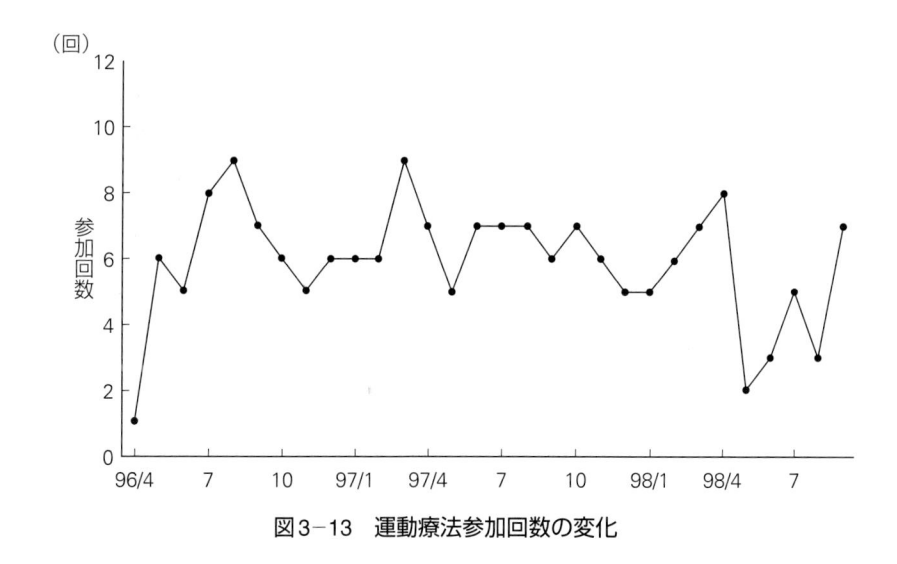

図3-13　運動療法参加回数の変化

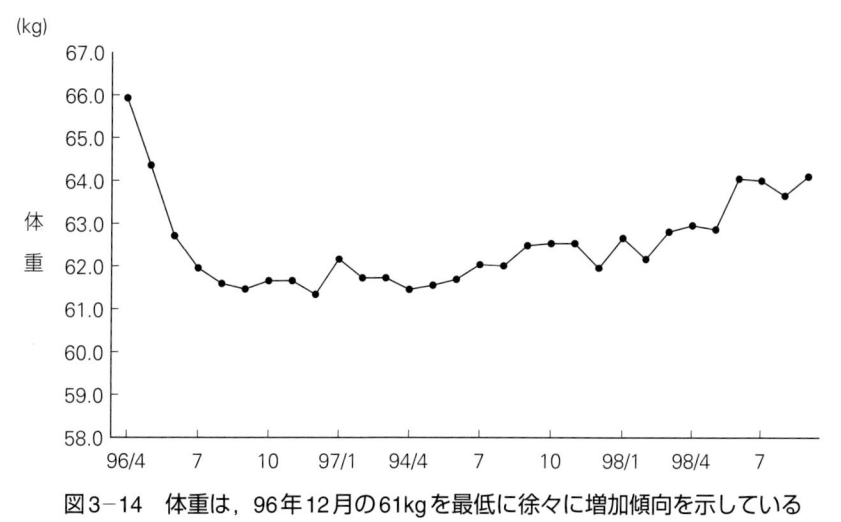

図3-14　体重は，96年12月の61kgを最低に徐々に増加傾向を示している

105

図3-15　HDLの経時的変化

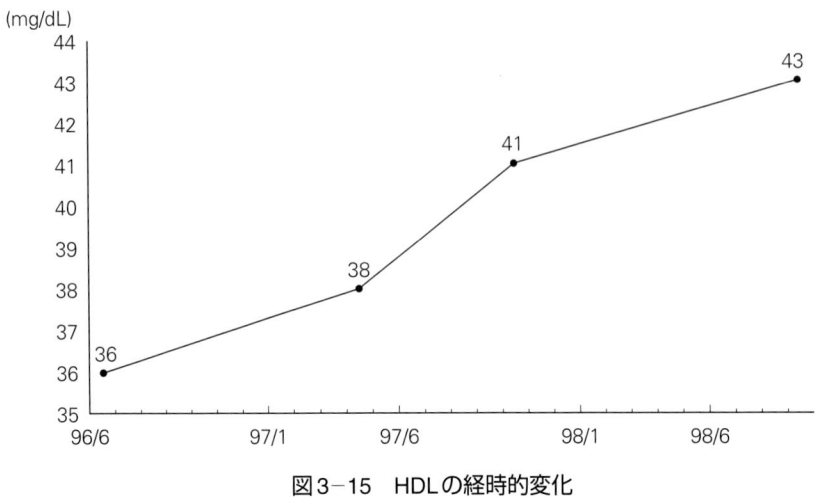

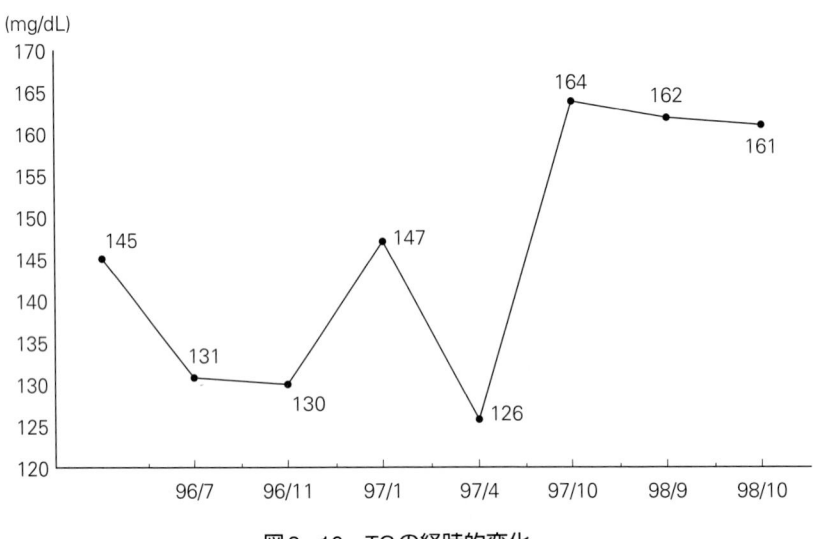

図3-16　TCの経時的変化

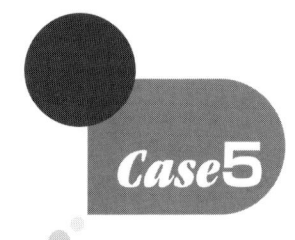

Case 5 心筋梗塞・高血圧・糖尿病・高脂血症

高血圧，糖尿病，高脂血症を合併しており運動療法に積極的な例

名　前：N. T.	年　齢：56歳	性　別：男性
身体所見：身長：170.0cm，体重：62.0kg，BMI：21.4kg/m²，体脂肪率：17.8％，ウエストヒップ比：0.8		
職　業：会社員		
診断名：心筋梗塞，高血圧，糖尿病，高脂血症		
内服薬：ニコランジル，イソソルビド，アムロジピン，ドキサゾシン，アスピリン，プラバスタチン，グリベンクラミド，アカルボース，ブホルミン，トログリタゾン		
既往歴：特になし		家族歴：母；狭心症，糖尿病
運動歴：なし		
生活概要：タバコ（−），アルコール　ビール350mL/日		
現病歴：10年前より糖尿病で外来通院中．94年12月頃から歩行中に左前胸部から左上腕部にかけて痛みが出現するようになった．糖尿病外来より労作性狭心症の疑いで，95年1月に循環器内科を受診した．運動負荷試験の結果，虚血陽性の判定のためさらに心筋シンチを行なった．シンチ所見では前壁中隔領域に再分布を認め入院治療となった．		

●冠動脈造影検査
　　　1995年2月13日　CAG
　　　左前下行枝：#6　50％，#8　75％，#9　75％
　　　左回旋枝：#11　100％
　　　右冠動脈より#14へわずかに側副血行有り
　　　前下行枝より#12へわずかに側副血行有り
　　　#11の完全閉塞に関しては，時期が不明で最近のものではない可能性が高いと判断された．
　　　その後，#6の狭窄の進行に対して，PTCAを行なうが再狭窄をきたし，ステントが挿入された．

96年1月12日　CAG
左前下行枝：#6 Stent部　90％，#9　75％
左回旋枝：#11　100％
#6のステント部再狭窄に対してPTCAを行なう．
#6　90％→PTCA25％
左室造影では壁運動に異常は無かった．
96年5月2日　CAG
左前下行枝：#6 Stent部　25％，#8　90％，#9　50％

● 運動負荷試験　トレッドミル（ブルース法）

年　月	時　間	安静時HR（bpm）	ピークHR（bpm）	終了時収縮期血圧（mmHg）
96年3月[1]	12分 息切れにて終了	77	163	189
96年11月[2]	12分 血圧上昇のため中止　症状無し	77	163	260
97年11月[3]	11分 血圧上昇のため中止　症状無し	72	151	260
98年10月[4]	12分 息切れのため中止 胸痛は無し	69	158	232

1）胸痛はなく，心電図上虚血性変化も認めなかった．
2）心室性期外収縮が散発．虚血性変化は無し．
3）不整脈の出現無く，虚血性変化も認めなかった
4）心電図上虚血性変化無し，負荷時高血圧を認める　　peak$\dot{V}O_2$ 29.9mL/kg/min

● 運動処方

> 1995年3月9日より集団スポーツ運動療法に参加し，現在に至っている．
> 種目：ビーチボールバレー，バドミントン，ソフトテニスの中で2種目をそれぞれ20分ずつ行なう．週1回から2回実施（図3-17）．
> トレーニング心拍数は130bpm（カルボーネン式の係数を0.65）とした．この程度なら収縮期血圧も180mmHgを越えないことを確認している．

● コメント

　　糖尿病外来には以前から通院していた．仕事が忙しく時間が無いため，運動習慣はまったく無かった．また危険因子は糖尿病以外に高脂血症と高血圧があり薬物療法と運動療法でコントロールしている．96年1月PTCAを最後に状態は安

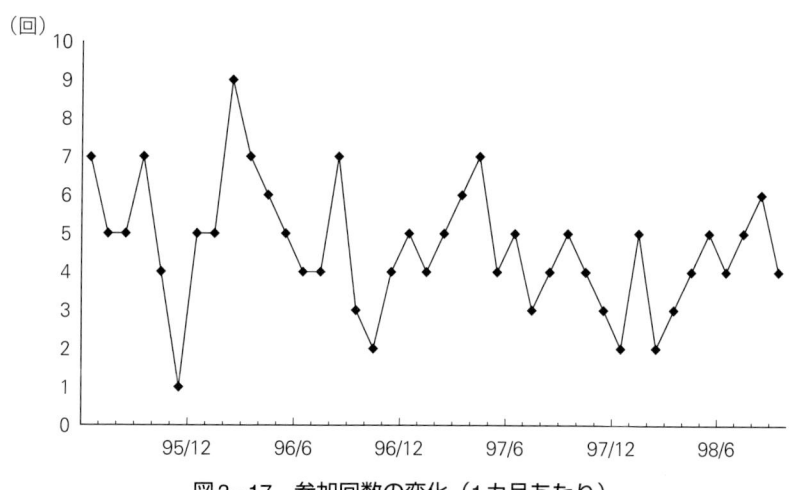

図3-17 参加回数の変化（1カ月あたり）

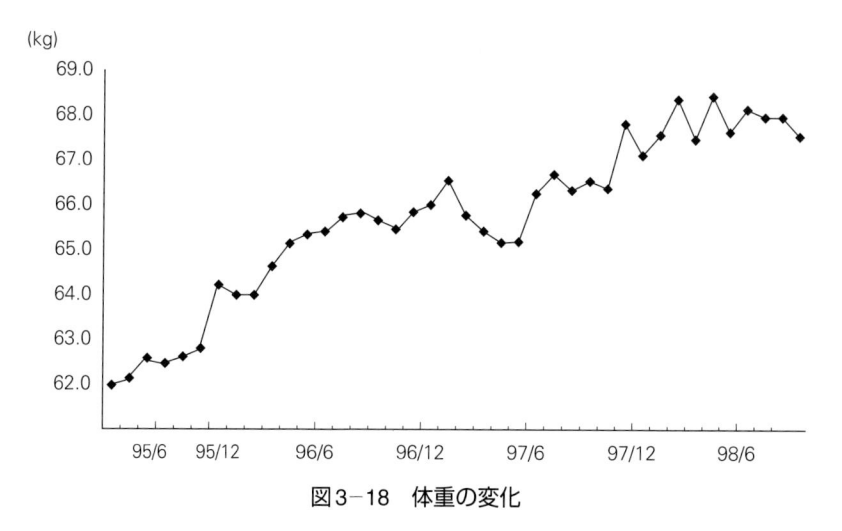

図3-18 体重の変化

定している．HbA1Cは7％台である．最近では当施設の心臓リハビリ以外に，在宅運動療法として市営体育館へ行き自主的にトレーニングを行なっている．大きな内科的事故は無く，97年には主治医の許可を得て富士登山にチャレンジし無事成功した．

体重が徐々に増加傾向にあるのは問題である（図3-18）．標準体重は63.6kgであるので約4kgの増加となっている．栄養指導の回数を増やすことが望ましい．中性脂肪と総コレステロールは低下傾向にある．ただし総コレステロールについては98年11月の検査時に急に220mg/dLの値を示した．再検査が必要と思われる．（その後の検査では190mg/dLであった）（図3-19, 20, 21）．

このように比較的若年者で危険因子を多くもつ例は，生活指導と薬物療法を積極的に行ない，再発予防につとめることが重要である．

図3-19　TGの変化

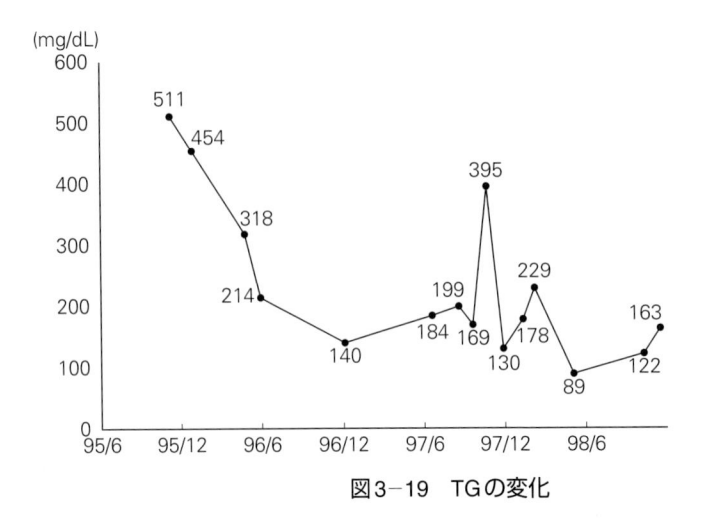

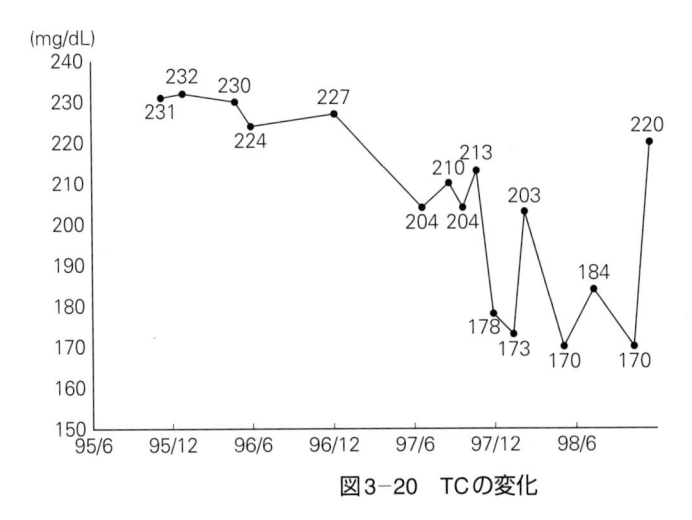

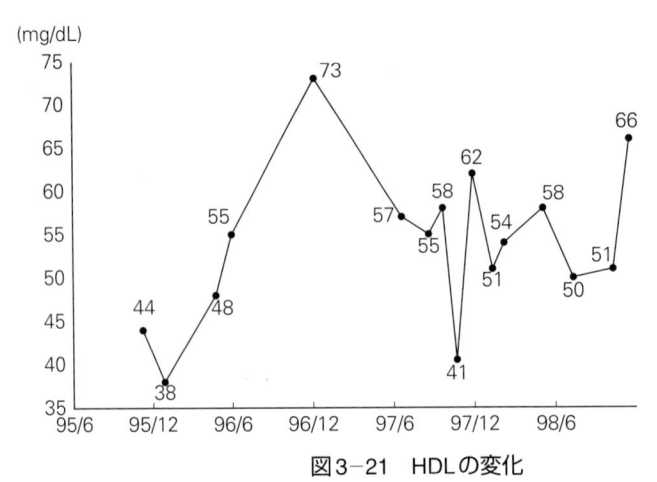

図3-20　TCの変化

図3-21　HDLの変化

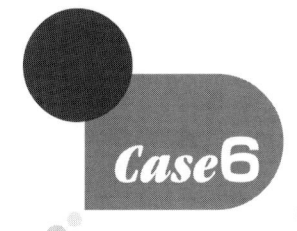

Case6 心筋梗塞・高脂血症

CABG後冠動脈に有意狭窄はあるものの，元気に10年間運動療法に参加している例

名　前：S. S.	年　齢：69歳	性　別：男性
身体所見：身長：170.0cm，体重：79.6kg，BMI：27.5kg/m²			
職　業：無職			
診断名：心筋梗塞，高脂血症			
内服薬：ジゴシン，イソソルビド，ジルチアゼム，アロプリノール，アテノロール，チクロピジン			
既往歴：特になし		家族歴：特になし	
運動歴：なし			
生活概要：タバコ　罹病前40本/日現在は禁煙　アルコール（＋）			
現病歴：1986年5月19日，急性心筋梗塞（下側壁）で救急病院に40日入院．退院後外来にて通院を続けていたが月に2回ほど前胸部不快感があり，1988年5月に入院して冠動脈造影検査を行なった．右冠動脈：#1 total，左前下行枝：#6　75%，#8　50%，#9　90%前下行枝から4 PL，4 PDへ側副血行あり．以上の結果より，バイパス手術目的で紹介入院となった．			

● 冠動脈造影検査

　　　1988年7月12日　冠動脈バイパス術（CABG）施行
　　　左内胸動脈　LIMA→＃8，静脈グラフトAo→＃9
　　　88年8月29日　確認CAG
　　　LIMA，静脈グラフト共に狭窄無し，血流良好
　　　左室造影 seg 2，5 hypokinesis
　　　94年12月3日　CAG
　　　右冠動脈：＃1 100% total←回旋枝と中隔枝から側副血行あり
　　　左前下行枝：＃6　90%
　　　LIMA，静脈グラフトともに狭窄無し，血流良好

● 運動負荷試験　トレッドミル（ブルース法）

年　月	時　間	安静時HR (bpm)	ピークHR (bpm)	終了時収縮期血圧 (mmHg)
96年5月[1]	10分 足の疲労にて終了	67	140	170
97年2月[2]	10分30秒 足の疲労にて終了	75	133	141
98年6月[3]	9分30秒 全身倦怠感にて終了	79	125	150

1) 胸痛はないが，心電図上虚血性変化あり．
2) 胸痛はないが，心電図上虚血性変化あり．
   負荷心筋シンチ検査で，下壁領域に再分布を認めたが増悪傾向になく安定しているため，内服治療を続けることとなった．
3) 胸痛はないが，同様に虚血性変化を認めた．

● 運動処方

> 1988年6月に集団スポーツ運動療法に参加，現在に至る．
> 種目：ビーチバレーボール　20分×2セット
> トレーニング心拍数　120bpm

● コメント

　運動中，心拍数が120を越えるとST変化が出てくる．現在有意狭窄は残っているが，運動療法と食事療法でコントロールされ，運動中も悪化は見られない状態を維持している．

　すでに，運動療法に参加して10年が経過している．患者グループにもなじみスタッフとのコミュニケーションも良好である．この10年間の参加状況を示す（図3-22）．最近は週2-3回の参加となっている．体重変化であるが，バイパス術後はかなり体重が減ったが，その後序々に増加し始め，93年末には90kgに近い状態となっていた．その後食事療法をかなり厳格に行ない80kg近くまで減量したが，気がゆるんだせいかまた増え始め，現在は86kg前後を維持している（図3-23）．血清脂質データの変化を示す（図3-24，25，26）．

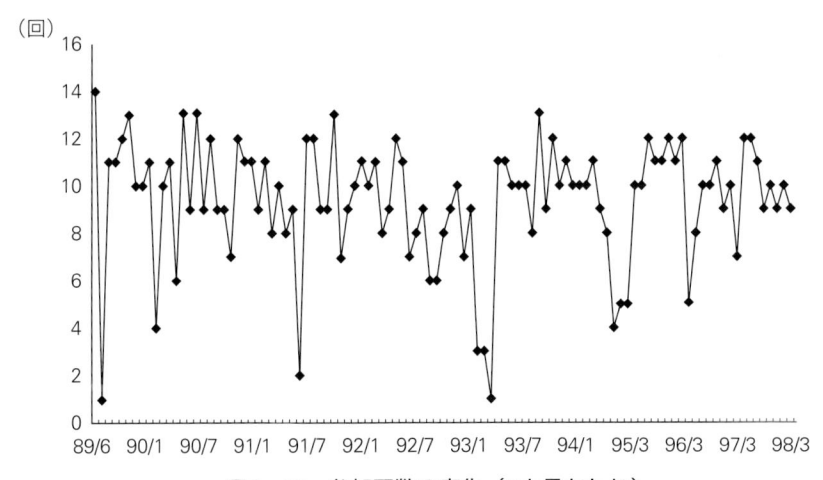

図3-22　参加回数の変化（1カ月あたり）

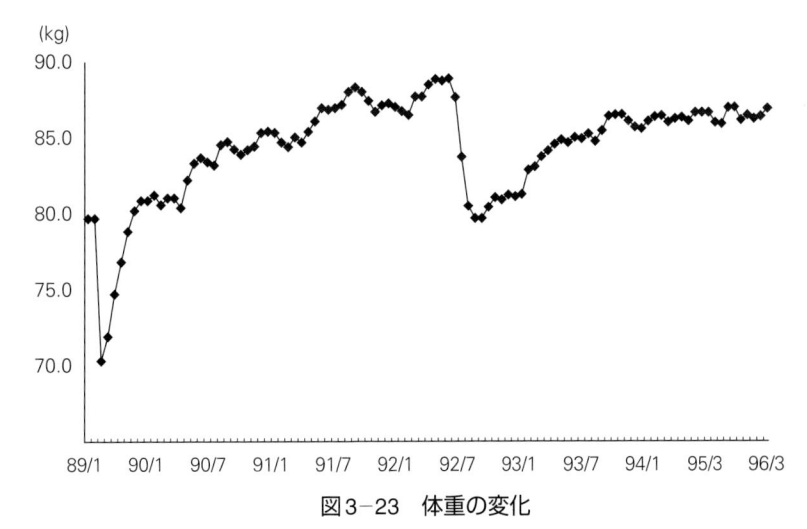

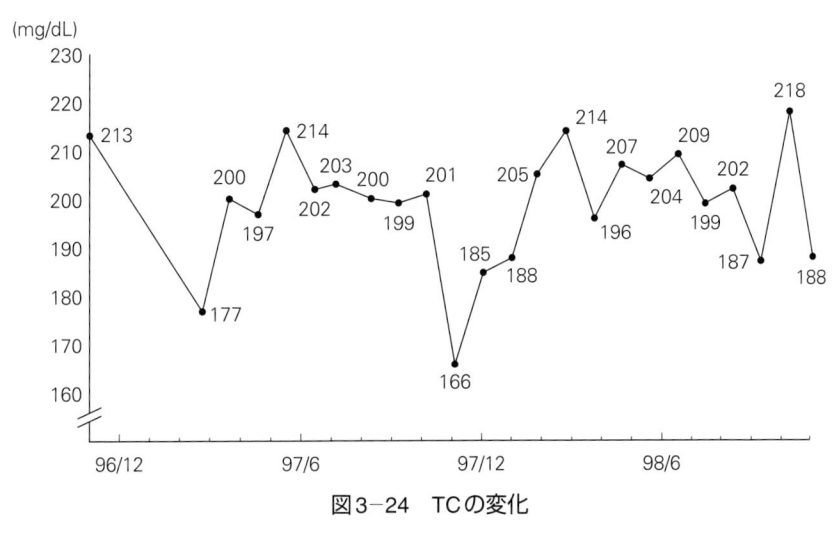

図3-23　体重の変化

図3-24　TCの変化

図3−25　TGの変化

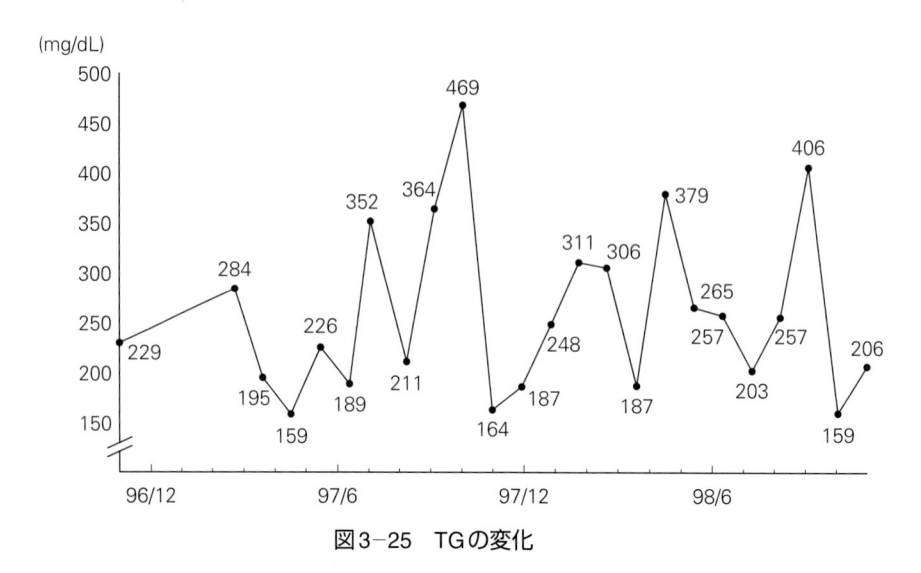

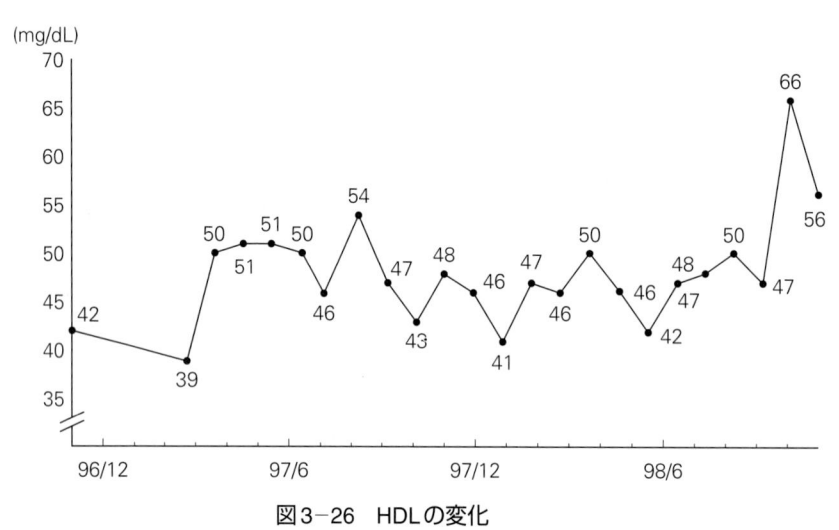

図3−26　HDLの変化

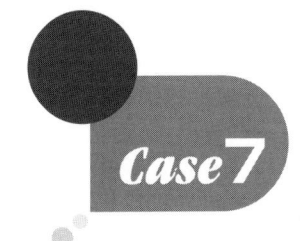

Case 7 心筋梗塞，糖尿病，高血圧，高脂血症

仕事が多忙で，定期的な運動機会が持てない比較的若い例

名　前：T. Y.	年　齢：50歳	性　別：男性
身体所見：身長：172.0cm，体重：58.9kg，BMI：19.9kg/m²，ウエストヒップ比：0.8		
職　業：自営業		
診断名：心筋梗塞，糖尿病，高血圧，高脂血症		
内服薬：チクロピジン，ニソルジピン，エナラプリル，プラバスタチン		
既往歴：特になし	家族歴：特になし	
運動歴：不定期に水泳，登山等をしている		
生活概要：アルコール少々		
現病歴：1994年より高血圧，糖尿病にて他医通院中であった．95年8月高松市へ出張中に突然胸痛が出現する．救急病院に搬送され急性心筋梗塞と診断された．緊急CAGを実施して左冠動脈#6の病変に対してPTCA，その後ステントを挿入した．		

● 治療経過

97年9月28日
仕事復帰したその日に現場で息苦しさが突然出現し，ニトロ1錠×3回舌下しても治まらず，救急センターへ緊急搬入される．心電図上V1～4でST上昇が認められた．緊急CAGを実施しステント挿入部が血栓閉塞していたため，PTCR（経皮経管的冠動脈内血栓溶解療法）を実施した．
左前下行枝：#6　100%→50%（PTCR）
その後当院に紹介される．
97年10月8日　フォローアップCAG
　右冠動脈：#4PL　50%
　左前下行枝：#6　50%
　左回旋枝：#11　50%，#12　75%，#14　90%，#15　90%
　左室造影：seg2, 3, 6　akinesis
8月に仕事で無理をした．階段昇降時胸痛が続いていた．

体のだるさがあるため外来受診，受診時運動負荷試験でpositive判定
緊急CAGを行なう．
98年8月28日　CAG
左前下行枝：#6　75%，#9　50%，#11　50%
左回旋枝：#12　90%→50%　（POBA,STENT)
　　　　　#14　75%，#15　75%
99年1月11日　CAG
左前下行枝：#6　75%，#9　75%，
左回旋枝：#12　50%，#14　50%，#15　50%

● 運動負荷試験　トレッドミル（ブルース法）

年　月	時　間	安静時HR（bpm）	ピークHR（bpm）	終了時収縮期血圧（mmHg）
98年1月[1]	10分 下肢の疲労で中止	67	160	173
99年1月[2]	12分14秒 ターゲット心拍数到達	66	164	187

1）胸痛なし，虚血性変化無し
2）胸痛なし，虚血性変化無し

● 運動療法

98年1月集団スポーツ運動療法参加
種目：バトミントン，ソフトテニス　20分×1セット
　　　自転車エルゴメータ　70watt　15分×1セット
トレーニング心拍数　144bpm（カルボーネン式の係数0.8）

● コメント

　自営業で音響，設備の仕事をしているため多忙で，定期的に心臓リハビリに参加することは難しい．今後の問題点として，仕事上のストレスがあげられる．参加回数も一定しておらず月1回程度しか出席していない（図3-27）．スポーツはもともと好きな性格であるが，仕事の関係で時間がとれないようである．脂質代謝の変化であるが，総コレステロール，中性脂肪，HDL-コレステロールともに低下している（図3-28，29，30）．
　運動耐容能はトレッドミル（ブルース法）で12分14秒と十分な持久能力を有している．この症例の場合は運動を積極的に行ない，体力の向上を図るというより高脂血症や糖尿病といった危険因子のコントロールを治療の重点にしたほうが良いと考える．運動は現状維持を目標に気分転換のつもりで行なうように指導した．

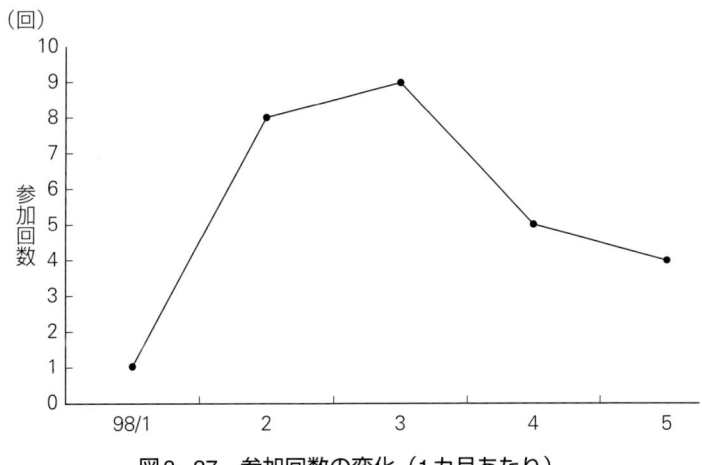

図3-27　参加回数の変化（1カ月あたり）

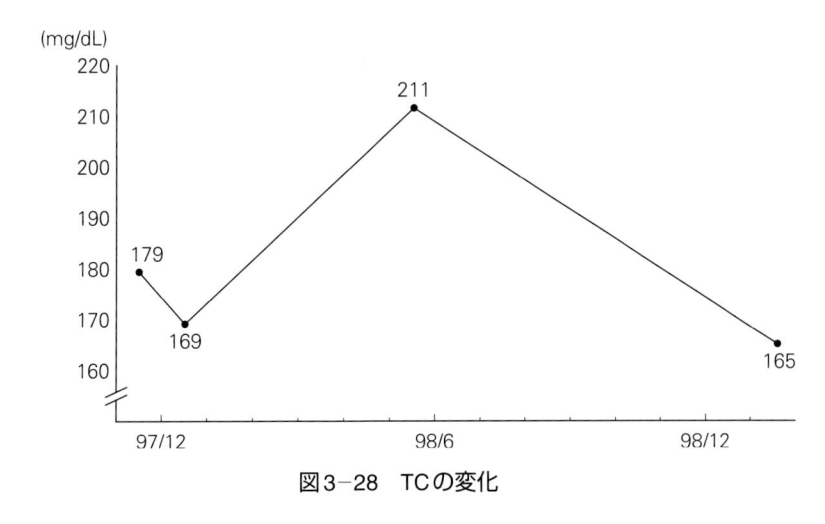

図3-28　TCの変化

図3-29　TGの変化

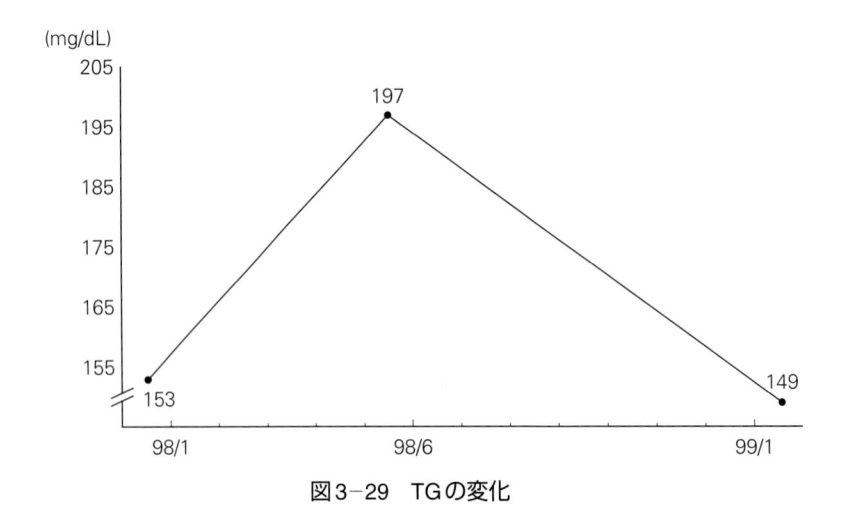

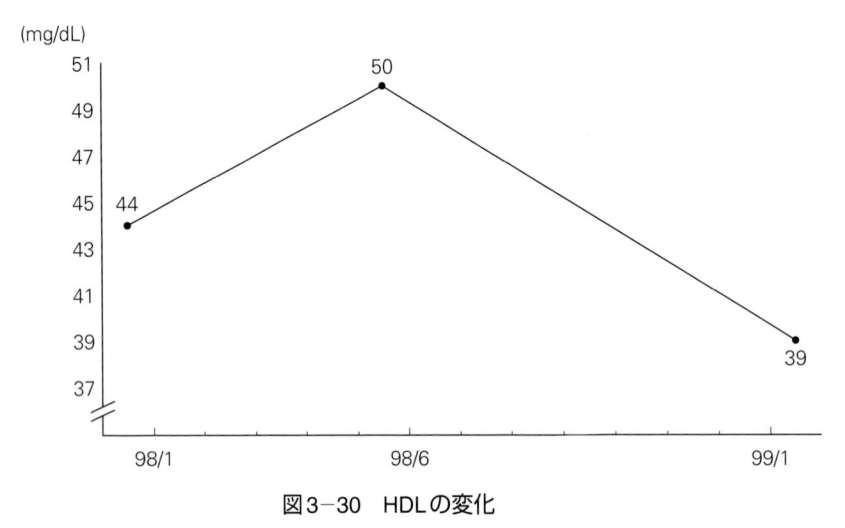

図3-30　HDLの変化

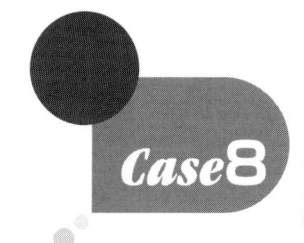

Case 8 急性心筋梗塞・高脂血症

運動療法に通っているが,体重が増加し脂質代謝の悪化している例

名　前：T. H.	年　齢：68歳	性　別：女性
身体所見：身長：160.0cm,体重：63.2kg,BMI：24.7kg/m²		
職　業：無職		
診断名：急性心筋梗塞,高脂血症		
内服薬：ベラパミル,アスピリン,ジルチアゼム,イソソルビド,プラバスタチン		
既往歴：特になし	家族歴：特になし	
運動歴：なし		
生活概要：喫煙歴なし		
現病歴：1991年3月2日早朝突然胸痛が出現し救急搬入された.心電図上 II,III,aVF,V4〜5にST低下が認められ,不安定狭心症として緊急冠動脈造影検査を実施した.		

● 治療経過

　　1991年3月2日　CAG
　　左前下行枝：#6　完全閉塞のためdirect PTCAを行ない50％の拡張に成功した.
　　左室造影　seg2, 3, 6　akinesis
　　peak CPK 1619IU/L
　　97年10月30日　フォローアップCAG
　　左前下行枝：#6　50％,#9　75％→25％ PTCA
　　2〜3カ月に1度ニトログリセリン錠では改善しない胸苦しい感じがあった.
　　CAGをしたところ,#9に新病変が見つかり,PTCAを施行した.
　　98年7月4日　CAG
　　左前下行枝：#9 90％→25％PTCA
　　トレッドミルテストで虚血陽性と判定されCAGを実施する.その結果再狭窄が判明しPTCAを施行した.

● 運動負荷試験　トレッドミル（ブルース法）

年　月	時　間	安静時HR（bpm）	ピークHR（bpm）	終了時収縮期血圧（mmHg）
96年5月[1]	12分 足の疲労で中止	79	144	190
97年8月[2]	12分 足の疲労で中止	67	145	196
98年7月[3]	11分 息切れで中止	67	141	200

1) 心電図上有意とはいえないが，ST変化あり
2) 心電図では虚血性変化無し
3) みぞおちの圧迫感あり，虚血性変化が陽性で上記のごとくPTCAを行なった．

● 運動処方

> 1991年3月18日より集団スポーツリハビリテーションに参加，現在に至る．
> 種目：トレッドミル5.4km/h，傾斜0％×15分，卓球20分
> 　　　トレーニング心拍数　120bpm

● コメント

　　　週1回の頻度で心臓リハビリに通うが，トレッドミルテストでのpositiveの判定や胸部圧迫感などによりCAG，PTCAを繰り返している．原因として体重の増加（図3-31），高脂血症コントロール不十分などが考えられる（図3-32, 33, 34）．食事指導を数回実施するが効果は表れていない．抗高脂血症薬の増量や追加が必要と思われる．

　　　このような運動や食事といった生活指導に困る症例をしばしば経験する．通常のプログラムに乗ってこないので医療者側は「不適応患者」として評価してしまう．しかし，この患者の場合，週に1回は運動療法のために通院していることをまず認めるべきであろう．医療者側は管理・指導するという立場より自律を援助する立場で患者に接するのが望ましい．運動指導者にはカウンセリング技法がある程度必要とされる．心理学的アプローチが現場で今後ますます要求されてくると考える．

図3-31 体重の変化

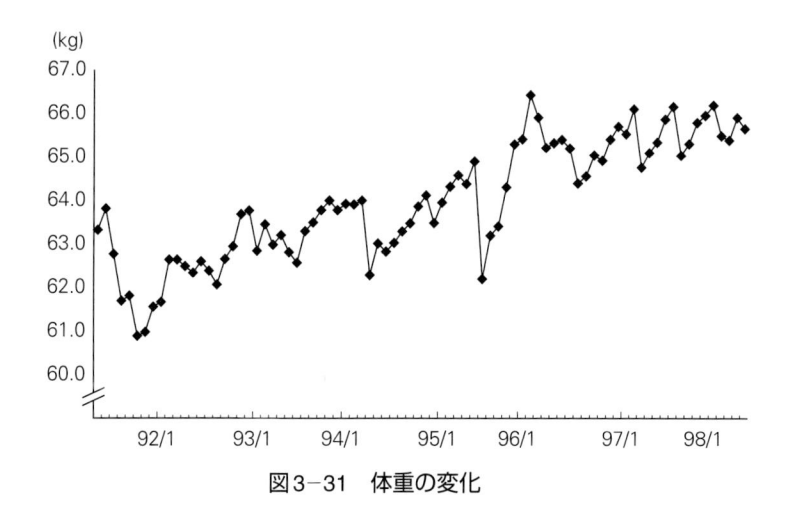

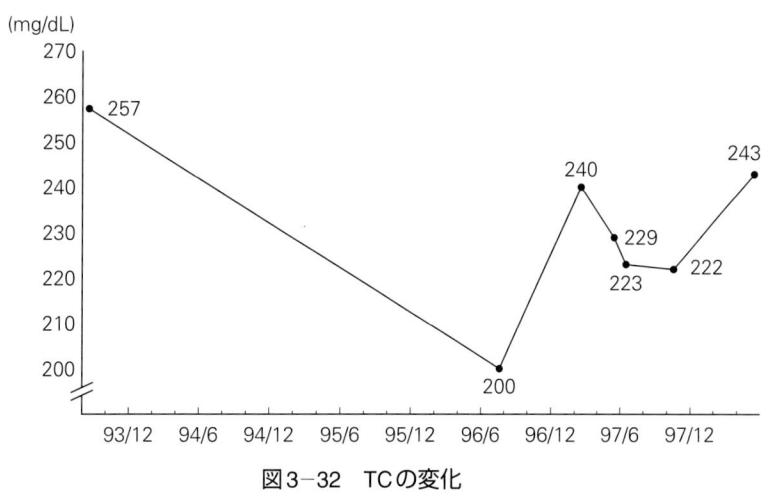

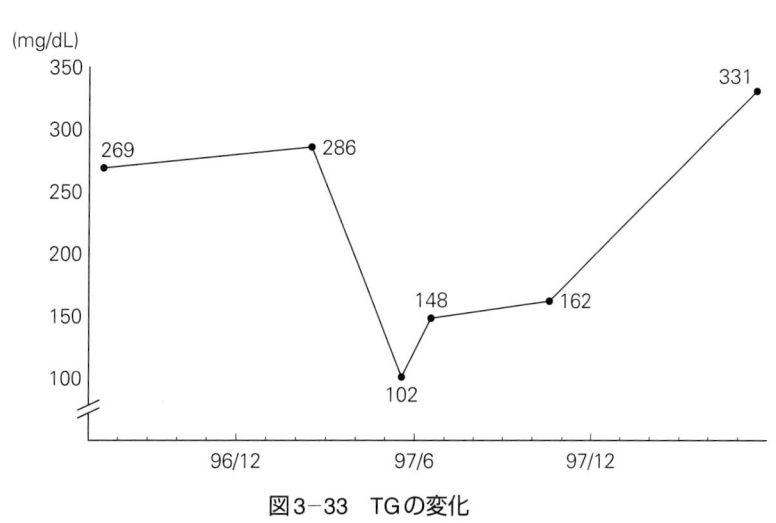

図3-32 TCの変化

図3-33 TGの変化

図3-34　HDLの変化

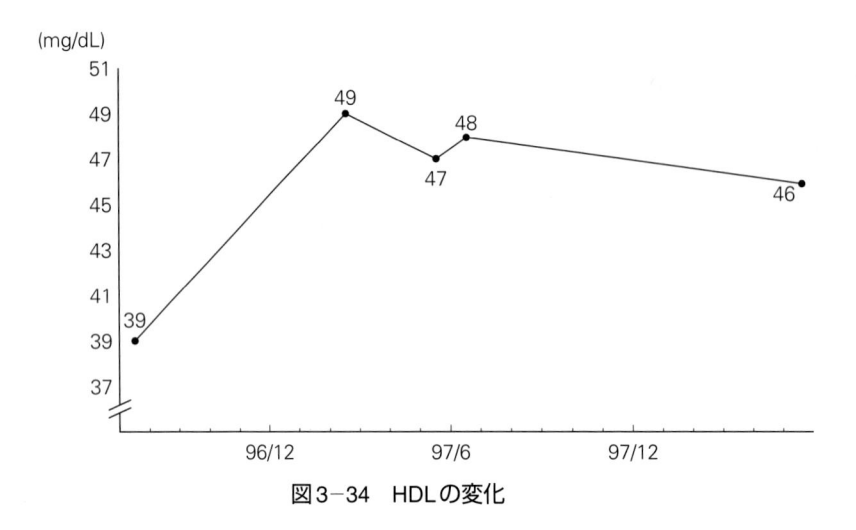

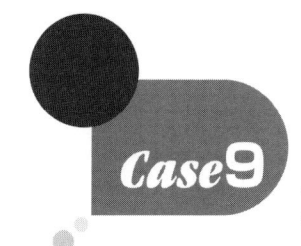

Case 9 心筋梗塞・高脂血症

冠動脈狭窄を繰り返し，不安を訴え運動指導効果のでない例

名　前：K.S.	年　齢：68歳	性　別：男性
身体所見：身長：166.0cm，体重：61.3kg，BMI：22.2kg/m²		
職　業：無職		
診断名：心筋梗塞，高脂血症		
内服薬：アスピリン，イソソルビド，トラニラスト，ジルチアゼム		
既往歴：特になし		家族歴：特になし
運動歴：なし		
生活概要：喫煙歴あり		
現病歴：1997年6月13日午後3時，自転車で帰宅後に全身倦怠感が出現した．胸部圧迫感も伴っていたがその日はそのまま入眠した．翌日午前7時30分，洗面中に再び全身倦怠感が出現し，冷汗も出てきた．その日に当院受診し，心電図にて下壁梗塞と診断された．		

● 治療経過

　　97年6月　CAG, PTCA
　　右冠動脈：#3　99％に対してPTCAを行ない，50％に拡張した．
　　左前下枝：#7　90％
　　97年7月　CAG
　　右冠動脈：#3　25％
　　左前下枝：#7　25％
　　左回旋枝：#LCX　11　50％
　　左室造影　seg4, 7 hypokinesis
　　97年11月　CAG
　　右冠動脈：#3　25％
　　左前下枝：#6　50％，#7　90％に対してステントを留置し0％となった．
　　左回旋枝：#11　75％
　　98年1月1日，午前7:00起床時に胸痛発作が出現した．ニトログリセリン舌下で軽減するが同様の症状が2日，3日，5日と続いたため，外来受診し緊急入院

となる.
98年1月　PTCA
右冠動脈：#3　50％
左前下行枝：#6　90％に対してDCA（directional coronary atherectomy）を施行し0％になった.
　　　　　　#9　75％
左回旋枝：#11　90％

● 運動負荷試験　トレッドミル（ブルース法）

年　月	時　間	安静時HR（bpm）	ピークHR（bpm）	終了時収縮期血圧（mmHg）
97年7月[1]	8分 下肢の疲労で中止	90	136	170
98年1月 DCA後の 負荷試験[2]	8分8秒 下肢の疲労で中止	67	138	201
98年5月[3]	10分 ターゲットHR 到達にて終了	73	158	226

1) 心電図上の虚血性変化は完全右脚ブロックのため判定保留.
2) 心電図上の虚血性変化なし.
3) 虚血性変化なし.

● 運動処方

> 1997年7月から集団スポーツ運動療法参加し，今日に至っている.
> 種目：卓球　20分，自転車エルゴメータ70watt×15分
> トレーニング心拍数128bpm（カルボーネン式の係数を0.65とした）

● コメント

　　はじめは週3回参加していたが，再入院を機に継続的な心臓リハビリができなくなった．体重は増加傾向を示し（図3-35），総コレステロールは増加傾向を示している（図3-36, 37, 38）．interventionを繰り返しており，疾患再発の不安が絶えずある．
　　急性冠動脈疾患後患者は，日常活動にある程度制限を受ける．これにより心理社会的な問題点が露呈してくる．つまり，主治医から直接身体活動，感情ストレスがいかに心臓に悪影響を及ぼすか説明を受けた家族，友人，コメディカルスタッフの言動や態度によって患者の活動制限や不安感が増強される可能性が十分ある．もし，患者が自分の疾患に対する正確な知識がなければ，疾患の再発や自覚症状に対する恐怖は，セルフコントロール喪失感と日常活動への自信喪失につな

図3-35　体重

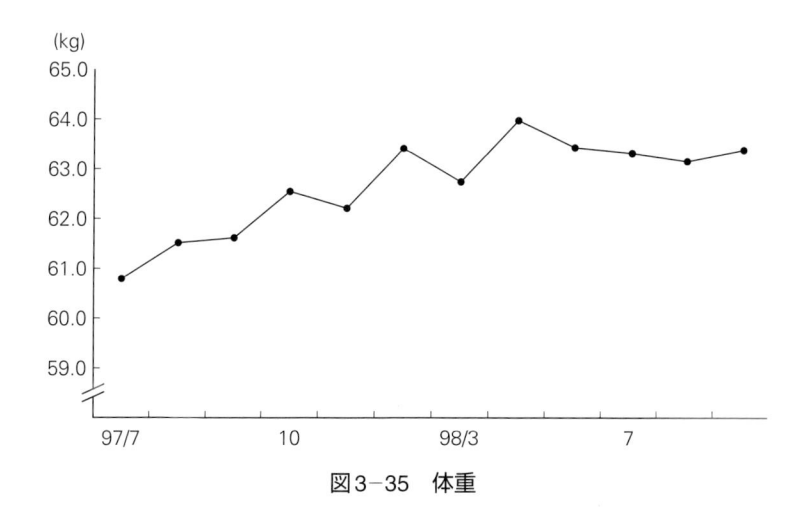

がる．この自信の欠如は社会復帰に対する大きな障害となる．

　患者指導や健康教育に関して，セルフエフィカシー（self-efficacy:自己効力感）という概念が注目されている．この言葉は心理学分野の専門用語である．自己効力感とは，自分がある具体的な状況において，適切な行動を成功裡に遂行できるという予測および確信である．自己効力感の高い人は，できるという期待や確信を持つので物事に対し積極的行動をとり，困難にも耐えられるが，それが低い人はすぐにあきらめ，ネガティブな感情を味わうことになる．セルフエフィカシーをスケール化すれば，患者の身体活動性，感情的ストレスや性的活動度などを計る尺度としても活用できる．運動が自己効力感を高め，そのことが身体能力の改善に影響して全体的として自己尊重を高めるというモデルが提唱されている[19]．運動療法などの実践の場で自己効力感を高めるためには，患者に到達可能な目標を設定し，段階的プログラムを組み，得られた結果をフィードバックして満足感を認識させることが重要である．監視型の運動負荷テストは，身体活動に対するセルフエフィカシーを高める非常に有効な方法である．

　セルフエフィカシーを高める方法として，
1）enactive information（成功体験，遂行行動の達成）
2）vicarious information（代理的経験，他人の成功行動を観察）
3）persuative communication（言語的説得，説得的暗示）
4）internal feedback（情動的喚起，生理的反応変化の体験）の4点がある[20]．詳しくは，引用文献を参考にされたい．

　また，患者のセルフエフィカシーを高めるには，医療者側（スタッフ）のセルフエフィカシーも高めておくことが重要であることを強調したい．

図3-36 TC

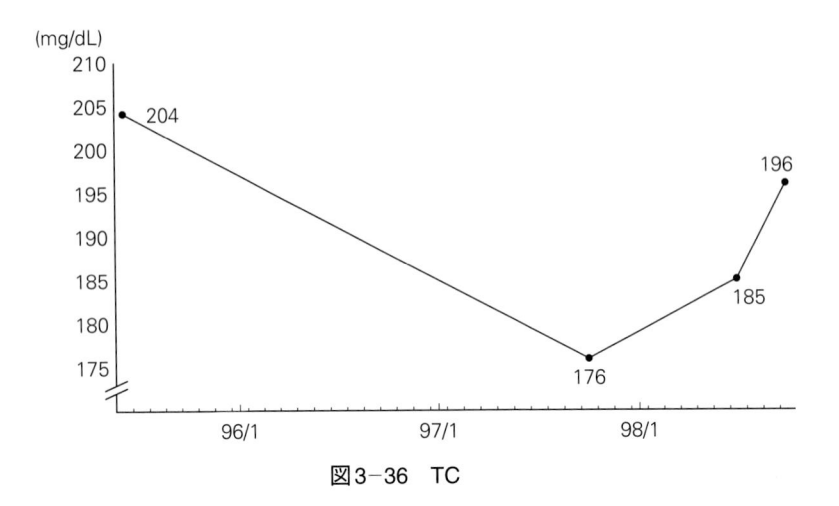

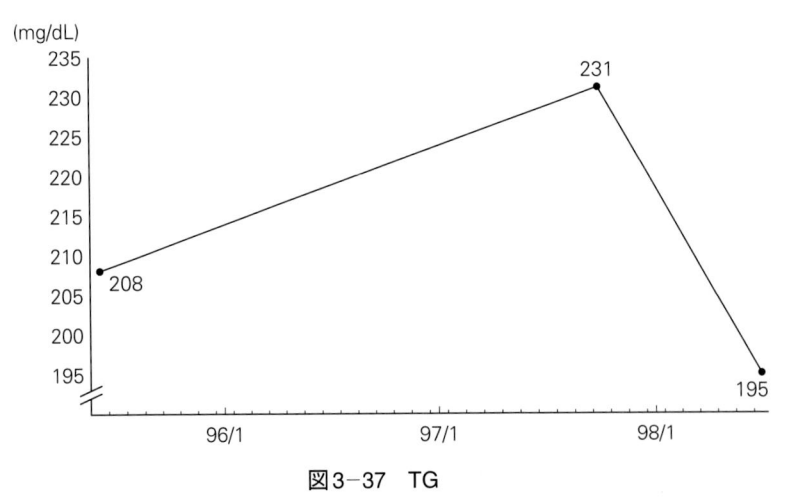

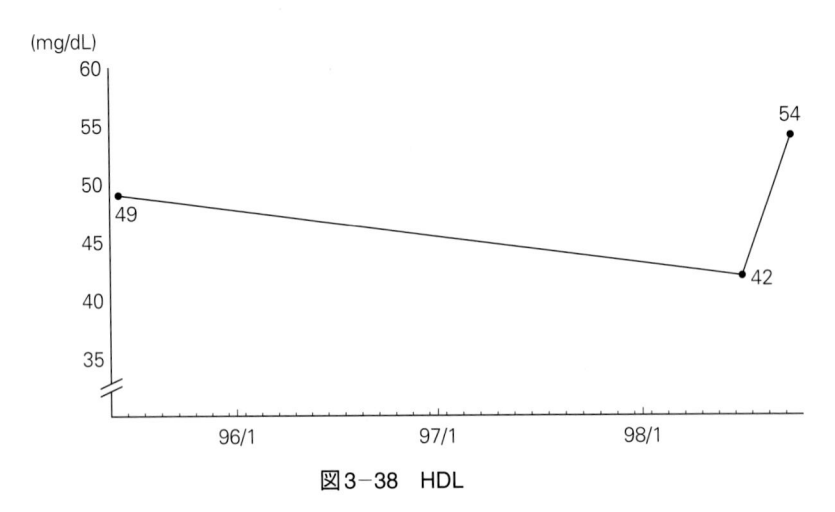

図3-37 TG

図3-38 HDL

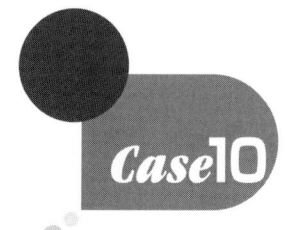

Case 10 クモ膜下出血・術後脳梗塞・高脂血症・耐糖能異常

危険因子を有する脳梗塞患者の運動療法例

名　前：M. K.	年　齢：48歳	性　別：女性
身体所見：身長：148.0cm，体重：52.0kg，BMI：23.7kg/m²		
職　業：主婦，パート勤務		
診断名：クモ膜下出血，術後脳梗塞（右片マヒ），高脂血症，耐糖能異常		
内服薬：ニカルジピン，ロキソプロフェン，チザニジン		
既往歴：高血圧	家族歴：特になし	
運動歴：なし		
生活概要：喫煙歴なし，アルコール歴なし		
現病歴：3年前より高血圧のため降圧剤が処方されていたが，不定期通院の状態であった．1999年3月6日午前1時頃発症，家人が救急車を要請した．搬入後脳CT検査でくも膜下出血と診断され，翌日手術を行なった．術後脳梗塞のため右片マヒが残った．		

● 検査所見

　　　術後2カ月　　ADLは院内独歩レベル
　　　総コレステロール　　　256mg/dL
　　　中性脂肪　　　　　　　248mg/dL
　　　HDL-コレステロール　　38mg/dL
　　　LDLコレステロール　　 168mg/dL
　　　75g糖負荷試験　　　　 前：84mg/dL，1時間後：144mg/dL
　　　　　　　　　　　　　　 2時間後：172mg/dL
　　　血中インスリン　　　　 前：3.5μU/mL，2時間後：87.7μU/mL
　　　耐糖能異常ならびに負荷2時間後の高インスリン血症を認めた．中性脂肪も高値を示しており，臨床的にインスリン抵抗性症候群と判断した．
　　　肝機能，腎機能に異常無し

● 運動負荷試験

自転車エルゴメータを用いたrampプロトコール（15watt/min）によるAT（anaerobic threshold）測定を行なった．
peak $\dot{V}O_2$ 14.8mL/kg/min, peak watt 52, peak HR 135bpm, peak SBP 252mmHg
AT：$\dot{V}O_2$ 10.3mL/kg/min, HR 122bpm, 25watt

心電図上虚血性変化はなく，運動処方はATレベルとし，20watt×20分のエルゴメータトレーニングを週3回実施した．定量負荷時の心拍数は116から122bpmと一定していた．
また，食事療法は1,600kcal/日とした．

● トレーニング1カ月後の検査

総コレステロール　　　213mg/dL
中性脂肪　　　　　　　88mg/dL
HDL-コレステロール　　50mg/dL
LDLコレステロール　　 145mg/dL
安静時インスリン　　　7.9μU/mL
体重　55kg, BMI 25.1kg/m²

● 運動負荷試験

peak $\dot{V}O_2$ 18.6mL/kg/min, peak watt 62, peak HR 145bpm, peak SBP 195mmHg
AT：$\dot{V}O_2$ 12.8mL/kg/min, HR 134bpm, 37watt

● まとめ

インスリン抵抗性症候群のある，脳卒中後の片マヒ患者に対してAT強度の有酸素運動を実施した結果，運動耐容能の増加と共にコレステロール代謝の改善を認めた．脂質代謝に影響を及ぼす内服薬は服用しておらず，この効果は食事療法と運動療法よりもたらされたものと判断した．脳卒中片マヒ患者において，従来の機能回復訓練に加え積極的に有酸素運動を導入し，代謝系の改善を図りリスクファクターの軽減をめざす必要があると考えられる．

2 運動処方・ドロップアウト患者を少なくする工夫

　当施設での集団スポーツ運動療法（スポーツリハビリテーション）の進め方について簡単に述べる．

　プログラム作成については，まずリハビリ担当医師が運動処方（図3-39）を書き，プログラム内容（図3-40）は運動指導員が医師・看護婦と相談の上進めていく（図3-41）．

　運動強度設定に関して，運動負荷試験によって得られた最高心拍数の65～80％をトレーニング心拍数としている（カルボーネン式：Rest HR＋（Peak HR－Rest HR)×k；k係数）．ただしスポーツを行なう場合は，一過性に心拍数が上昇するために90％まで上げることもある．患者自身の自覚的運動強度（RPE）が用いられることもあり，この場合Borgのスケールで11～13が適切な運動強度として指示している．

●プログラムの進め方

心臓リハビリ初日

- トレッドミルテストでの65％強度を計算しそれに基づき処方をたてる．
- ウォーミングアップ20分
- ステップ1の歩行5分
- 自転車エルゴメータ10wattから20wattの負荷5分
- 卓球5分
- クーリングダウン10分

　集団スポーツ運動療法の欠点として，集団で行なうことによる個人管理の困難が指摘される．そのため，毎回ステップ表（表3-2）に基づきwalk-jogプログラムを実施する．これは12ステップの歩行もしくは走行から成り立っており，5分間の各自決められたステップ施行中の心拍数，心電図変化，自覚症状の変化をチェックするものである．これにより各自の到達レベルを自覚させ，それに対応したスポーツを処方し，さらにスポーツ療法の効果を客観的に把握することを目的としている．これはウォーミングアップ後全員が一斉に行ないその後スポーツ種目に移る．

心臓リハビリ3回目

　疾患，年齢，運動耐容能など各個人によってレベルアップはさまざまで，特に

対象患者	心筋梗塞，狭心症，開心術後，冠危険因子保有者
運動負荷検査の方法	トレッドミルテスト（ブルース法他）
処方 　スポーツの種類	準備運動（筋力増強運動含む） 整理運動（リラクセーション含む） walk-jogプログラム 卓球，バトミントン，ミニテニス，ビーチボールバレー， トレッドミル歩行，自転車エルゴメータ
特別プログラム	（屋外プログラム）近郊でのハイキング，水泳，ゴルフ，登山， 　　　　　　　　　カヌー，サイクリングなど （教育プログラム）
運動強度	負荷試験の結果より(max HR-rest HR)×@+rest HR @は0.65から0.9近くまで漸増
時間/回 回数/週 期間	1.5時間/回 2回から3回/週をすすめる 　（月～金の午前午後，木の夜間，土の午前） 3～6カ月を目標，希望により長期参加可能
場所	リハビリ専用の体育館
スタッフ	循環器科医師，看護婦，臨床検査技師，健康運動指導士

図3-39　運動処方

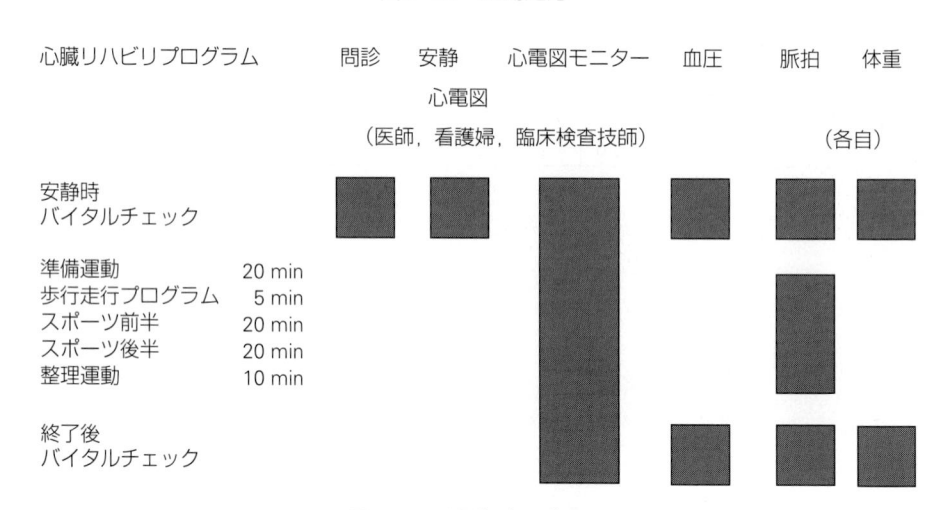

図3-40　運動プログラム

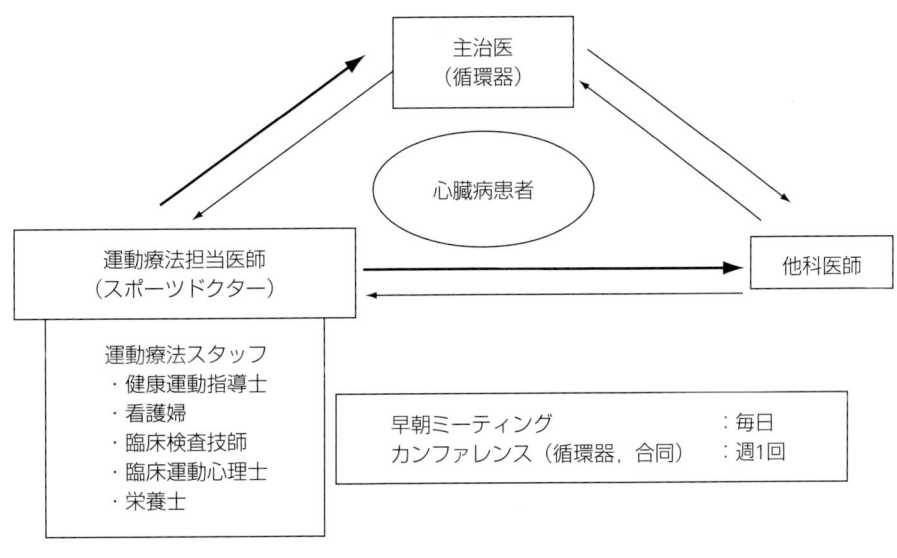

図3-41 スタッフ構成図

表3-2 リハビリステップ表

リハビリステップ表

ステップ	1	2	3	4	5	6	7	8	9	10	11	12
スポーツ	卓球					バドミントン・ソフトテニス						
速度(m/min)	60	70	80	90	100	100	100	110	120	130	140	150
(km/h)	3.6	4.2	4.8	5.4	6.0	6.0	6.0	6.6	7.2	7.8	8.4	9.0
距離(m)(5 min)	300	350	400	450	500	500	500	550	600	650	700	750
運動	歩行	歩行	歩行	歩行	歩行	歩3走2	走行	走行	走行	走行	走行	走行
Mets	2.7	3.0	3.3	3.6	3.9	5.0	6.7	7.3	7.9	8.4	9.0	9.6
Sec/Round	50.0	42.8	37.5	33.3	30.0	30.0	30.0	27.3	25.0	23.1	21.4	20.0
酸素消費量(mL/kg/min)	9.5	10.5	11.5	12.5	13.5	17.5	23.5	25.5	27.5	29.5	31.5	33.5
kcal(計)	13.5	15.0	16.5	18.0	19.5	25.0	35.5	36.5	39.5	42.0	45.0	48.0

問題が無く継続して参加している患者に対してはスポーツの部分で5～10分に時間を延長して実施する．

心臓リハビリ2週間後

ステップをさらにUPする．
ステップは基本的に問題が無ければ1～2週間に1～2ステップUPする．
目標心拍数も原則的に2週間に5%UPする．

心臓リハビリ3週間後

　スポーツの部分の時間を15〜20分延長すると同時に自転車エルゴメータでの強度を目標心拍数に近づくように上げていく．

心臓リハビリ3カ月後

　ステップも順調に進めば5〜6となりここで目標心拍数に余裕のある患者は，スポーツ種目をバドミントンまたはソフトテニスに変更する．トレッドミル負荷試験を再度実施する．

心臓リハビリ6カ月後

　問題がなければ目標心拍数を90％まで上げる．6カ月で心臓リハビリを一応終了するが，継続を希望する患者は参加を許可する．

●集団運動療法と在宅運動療法

　武田総合病院リハビリセンターでは1988年6月より心臓病患者に対する外来レベルでのリハビリテーションを開始した．当施設の特徴としては，主運動としてスポーツ種目を取り入れていることにあり，集団スポーツ運動療法と一般的にいわれている．集団スポーツ運動療法は主にドイツやわが国の一部で行なわれている監視型の集団運動療法である[21,22]．その意義は，単なる運動療法であること以外に，集団でスポーツを行なうことによって身体活動に対する不安を除去し，他人との共同プレーを通じて自己を陶冶し，生活の質（QOL）を高め，社会への再適応を目指すことにある．対象となる患者は主に回復期心筋梗塞患者および開心術後の患者であるが，維持期の患者や狭心症患者，高血圧・糖尿病・高脂血症などの冠危険因子保有患者も対象となる．年齢やスポーツ経験の有無は問わないが，集団スポーツに対する理解と他人との協調性が要求される．本運動療法の禁忌は一般的に行なわれている監視型運動療法と同じである．施設内の定期的なスポーツのほかに，季節ごとに野外プログラムを実施している．春，秋はハイキング，夏は水泳，カヌー，冬は歩くスキーなどをこれまで実施した（図3-42，43）．スポーツ種目は，基本的に等張性の有酸素運動が勧められる．つまり歩行，ジョギング，サイクリング，水泳，歩くスキーなどの持久的スポーツが代表的なものである．球技においては，卓球，バドミントン，ミニテニスなどといったコートが二分されていて，体の接触を伴わない種目が適している．ちなみにドイツではバレーボールが盛んに行なわれている[21]．また参加者の体力や病態に合わせて，ルールや用具を適宜変えることも必要である（図3-44，45）．

　集団スポーツ運動療法や在宅運動療法はどちらも利点と欠点があるため，どちらを選ぶかは実情に合わせて選択すれば良い．われわれは集団スポーツ運動療法を中心として行なっているが，患者の中には集団スポーツに適応しない者もおり，その時は歩行を中心とした在宅療法を指導している．さらに回復期は監視型の運

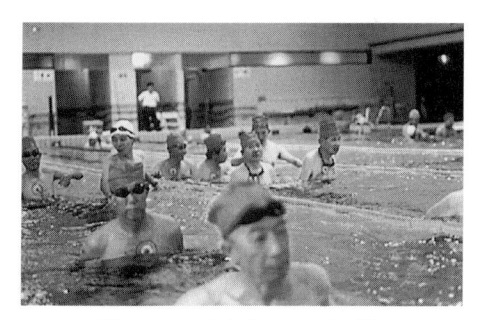

図3-42 水中ウォーキング
（京都市障害者スポーツセンター）
特別プログラム

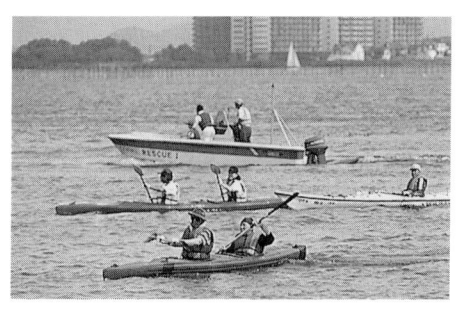

図3-43 カヌーツーリング（琵琶湖）
特別プログラム　98年9月実施

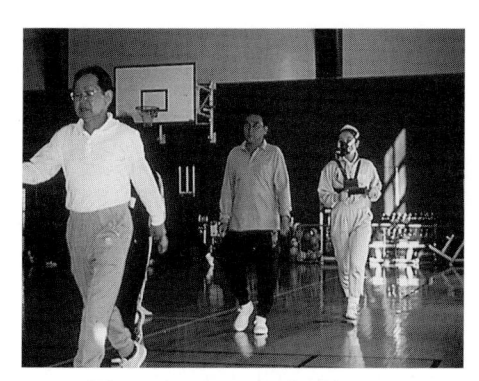

図3-44 walk-jogプログラム
通常プログラム(酸素摂取量を測定している)

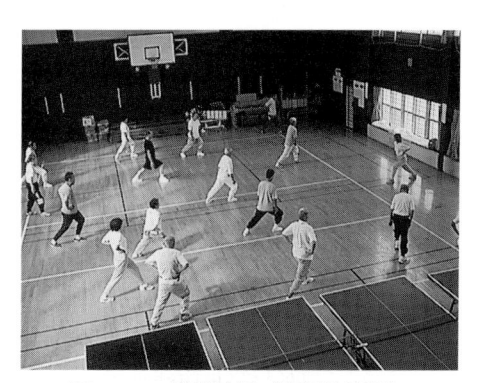

図3-45 準備体操（専用体育館）
通常プログラム（手前に卓球台がある）

動療法を徹底して行ない，維持期は在宅型に移行する場合もある．要するに，われわれが持っている運動療法に関する手段を最大限利用して，その患者の病態や実情に合わせて組み合わせていけば良いのである．

　集団スポーツ運動療法は週2〜3回行なわれ，残りは自宅または他のスポーツ施設で個人的に実施するように指導している．当施設での集団運動療法の脱落率は，1カ月で30.2％，3カ月で44.1％であった．また，筆者が以前勤務していた一般病院での8年間の集団スポーツ運動療法の長期脱落率は63％であった[23]．

●心臓リハビリテーションのリスク対策

　リハビリの進行に伴って起こる合併症としては心不全，狭心発作，再梗塞，不整脈ならびに突然死がある．これらの合併症をあらかじめ予測することが重要である．リハビリ中には運動前，運動直後に心拍数，血圧，心電図記録を行ない，医師が当日の体調を含めてチェックする．また必要に応じて心電図モニターも実施することにより未然に合併症を予防する必要がある．Van Campらは全米167の監視型リハビリプログラムを調査し，100万人×時間に対して8.9人の心

停止, 3.4人の心筋梗塞そして1.3人の心臓死が発生したとしている. このデータより心臓リハビリプログラムの安全性は証明されたとしている[24]. また当施設のデータでは, 10年間に595名の患者が参加し, 85,658人×時間の運動プログラムを実施したが, 重大な心事故は皆無であった.

以上コンプライアンスを良好にし, 患者の自己管理(セルフコントロール)能力を高めるためには,
①グループダイナミクスの効果を期待し集団で行なうこと.
②スタッフの患者への個別指導を徹底すること.
③楽しく安全に行なうこと.
④検査結果を素早くわかりやすくフィードバックすること.
⑤患者の自己決定を尊重すること.
⑥正確な情報をわかりやすく伝える
などがあげられる.

【文　献】

1) Stamler, J., Wentworth, D., et al : Is relationship between serum cholesterol and risk of premature death from coronary heart disease continuous and graded ? Findings in 356,222 primary screenees of the Multiple Risk Factor Intervention Trial (MRFIT). JAMA **256** : 2823-8, 1986.
2) Kannel, W. B : Some lessons in cardiovascular epidemiology from Framingham. Am J Cardiol **37** : 269-82, 1976.
3) Fujioka, S., Matsuzawa, Y., et al : Contribution of intra-abdominal fat accumulation to the impairement of glucose and lipid metabolism in human obesity. Metabolism **36** : 54-59, 1987.
4) DeFronzo, R. A., Ferrannini, E. : Insulin resistance.A multifaceted syndrome responsible for NIDDM, obesity, hypertension, dyslipidemia, and atherosclerotic cardiovascular disease. Diabetes Care **14** : 173-194, 1991.
5) Borensztajn, J. et al : Effects of exercise on lipoprotein lipase activity in rat heart and skeletal muscle. Am J Physiol **229** : 394, 1975.
6) Bagby. G. J. et al : Muscle lipoprotein lipase activity in voluntary exercising rats. J Appl Physiol **60** : 1623, 1986.
7) Sady, S. P. et al : Training, diet and physical characteristics of distance runners with low and high concentrations of high density lipoprotein cholesterol. Atherosclerosis **53** : 273-81, 1984.
8) 並木雅彦:運動療法. 中村治雄編集, 高脂血症, pp122-127, 南江堂. 1991.
9) Marrugat, J., Elosua, R. et al : Amount and intensity of physical fitness, and serum lipids in men. The MARATHON Investigators. Am J Epidemiol **143** : 562-569, 1996.
10) Stefanick, M. L., Mackey, S., et al : Effects of diet and exercise in men and postmenopausal women with low level of HDL cholesterol and high levels of LDL cholesterol. New Engl J Med **339** : 12-20, 1998.
11) Schuit, A. J., Schouten, E. G. et al : The effect of six months training on weight, body fatness and serum lipids in apparently healthy elderly Dutch and women. Int J Obesity and Rel Met Disorders **22** : 847-853, 1998.
12) Zmuda, J. M., Yugalevitch, S. M., et al : Exercise training has little effect on HDL levels and metabolism in men with initially low HDL cholesterol. Atherosclerosis **137** :

215-221, 1998.
13) Ferrauti, A., Weber, K., Struder, H. K. : Effects of tennis training on lipid metabolism and lipoprotein in recreational players. Brit J Sports Med **31** : 322-327, 1997.
14) Niebauer, J., Hambrecht, R. et al: Attenuated progression of coronary artery disease after 6 years of multifactorial risk intervention: role of physical exercise. Circulation **96** : 2534-2541, 1997.
15) 野原隆司：高脂血症の運動療法―虚血性心疾患を対象として―．カレントテラピー **9**：1360-1363, 1990.
16) Thompson, P. D., Zmuda, J. M. et al : Lovastatin increases exercise-induced skeletal muscle injury. Metabolism: Clinical and Experimental **46** : 1206-1210, 1997.
17) LaRosa, J. C.: The role of diet and exercise in the Statin Era. Progress in Cardiovascular Disease **41** : 137-150, 1998.
18) Hambrecht, R., Niebauer, J. at al : Various intensities of leisure time physical activity in patients with coronary artery disease: Effects on cardiorespiratory fitness and progression of coronary atherosclerotic lesions. J Am Coll Cardiol **22** : 468-477, 1993
19) 松田光生：ストレスと運動について．野原隆司編著，ストレスと心臓病．pp193, 医薬ジャーナル社，1995.
20) W.M.Sotile : Controlling cognitions. Psycosocial Interventions for Cardio-pulmonary Patients. W.M.Sotile eds, pp161,Human Kinetics,1996.
21) 牧田茂，山口樹里：西ドイツにおける心臓病患者の運動療法について．臨床スポーツ医学 **6**：449-455, 1989.
22) Nohara, R., Makita, S. et al : Cardiac Sports Rehabilitation for patients with ischemic heart disease. Jpn Circ J **54** : 1443-1450, 1990.
23) 牧田茂，森川修一ら：8年間にわたる長期集団スポーツ運動療法の実績とその評価―運動施設のない一般病院の試み―．京都医学会雑誌 **45**：17, 1998.
24) Van Camp SP, Peterson RA : Cardiovascular complications of cardiac rehabilitation programs. JAMA **256** : 1160-1163, 1986.

4章 糖尿病

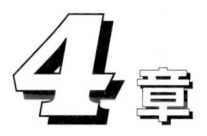

1 糖尿病

　近年の報告によれば，本邦の糖尿病患者数は690万人と推定され，さらに糖尿病予備群である境界型耐糖能異常例がほぼ同数存在すると考えられている．したがって糖尿病患者数は年々増加するだろうと予想される．これらの糖尿病患者の99％以上は2型糖尿病である．

　運動療法は糖尿病，特に2型糖尿病の治療の1つとして重要である．さらに運動療法は境界型耐糖能異常例が2型糖尿病に移行するのを防ぐためにも必要とされる．また近年，軽症の糖尿病または境界型耐糖能異常例のなかで，高脂血症，高血圧，肥満（特に内臓脂肪肥満蓄積）などの各種の動脈硬化危険因子を重積して心筋梗塞，脳梗塞などを高率に起こす，いわゆるインスリン抵抗性症候群[1]に該当する例に遭遇するが，このような例に運動療法が非常に有効であることも確認されている．しかしこのような運動療法の効果が科学的に証明されたのは最近であり，なお臨床的に解明されるべき点も数多く残されている．

　本稿では，運動療法を行ない得た個々の症例を提示して，糖尿病治療としての運動療法の意義について述べる．なお症例を提示する前に，糖尿病，特に2型糖尿病を中心とした病態とそれに関連した運動療法の意義についての概念をまとめておく．

1．糖尿病とは

1）糖尿病の概念[2]

　糖尿病は，インスリン作用の不足による慢性高血糖を主徴とし，種々の特徴的な代謝異常を伴う症候群である．その発症には遺伝因子と環境因子がともに関与する．代謝異常の長期間にわたる持続は特有の合併症を来しやすく，動脈硬化も促進する．代謝異常の程度によって，無症状からケトアシドーシスや昏睡に至る幅広い病態を示す．

2）糖尿病の分類[2]

　糖代謝異常の分類は成因分類を主体とし（表4-1），インスリン作用不足の程度にもとづく病態（病期）を併記する（図4-1）．成因は，①1型，②2型，③その他の特定の機序，疾患によるもの，④妊娠糖尿病，に分類する．1型は発症機構として膵β細胞破壊を特徴とする．2型は，インスリン分泌低下とインスリン感受性の低下（インスリン抵抗性）の両者が発症にかかわる．③は遺伝素因と

表4-1 糖尿病と,それに関連する耐糖能低下*の成因分類

Ⅰ. 1型（β細胞の破壊,通常は絶対的インスリン欠乏に至る）
　A. 自己免疫性
　B. 特発性
Ⅱ. 2型（インスリン分泌低下を主体とするものと,インスリン抵抗性が主体で,それにインスリンの相対的不足を伴うものなどがある）
Ⅲ. その他の特定の機序,疾患によるもの
　A. 遺伝因子として遺伝子異常が同定されたもの
　　(1)膵β細胞機能にかかわる遺伝子異常
　　(2)インスリン作用の伝達機構にかかわる遺伝子異常
　B. 他の疾患,条件に伴うもの
　　(1)膵外分泌疾患
　　(2)内分泌疾患
　　(3)肝疾患
　　(4)薬剤や化学物質によるもの
　　(5)感染症
　　(6)免疫機序によるまれな病態
　　(7)その他の遺伝的症候群で糖尿病を伴うことの多いもの
Ⅳ. 妊娠糖尿病

*一部には糖尿病特有の合併症を来すかどうかが確認されていないものも含まれる.
（糖尿病診断基準検討委員会（代表　葛谷　健）：糖尿病の分類と診断基準に関する委員会報告,糖尿病 42：385-404,1999）

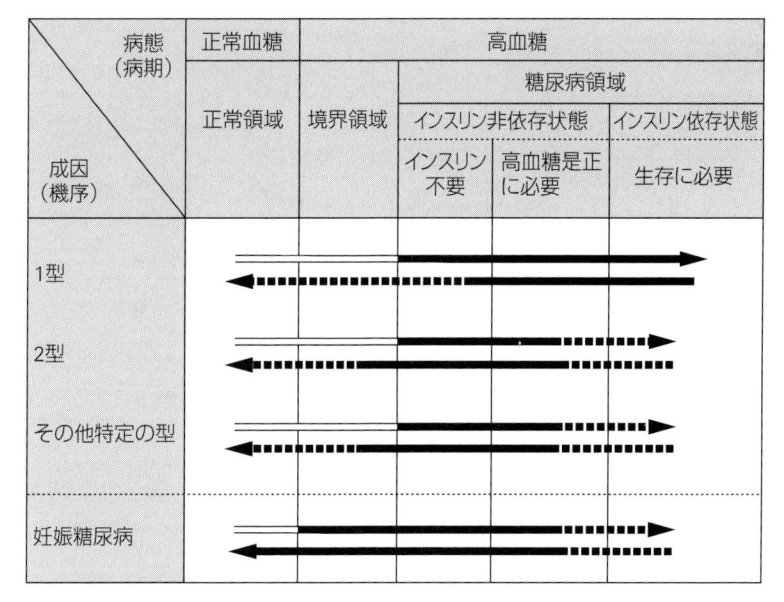

図4-1　糖尿病における成因（発生機序）と病態（病期）の概念

　右向きの矢印は糖代謝異常の悪化（糖尿病の発症を含む）をあらわす．矢印の線のうち，■■■■の部分は，「糖尿病」と呼ぶ状態を示す．左向きの矢印は糖代謝異常の改善を示す．矢印の線のうち，破線部分は頻度の少ない事象を示す．例えば2型糖尿病でも，感染時にケトアシドーシスに至り，救命のために一時的にインスリン治療を必要とする場合もある．また，糖尿病がいったん発病した場合は，糖代謝が改善しても糖尿病とみなして取り扱うという観点から，左向きの矢印は黒く塗りつぶした線であらわした．その場合，糖代謝が完全に正常化するに至ることは多くないので，破線であらわした．
　糖尿病領域のうち，インスリン非依存状態は従来のNIDDM，インスリン依存状態は従来のIDDMに相当する．
（糖尿病診断基準検討委員会（代表　葛谷　健）：糖尿病の分類と診断基準に関する委員会報告，糖尿病 42：385-404,1999）

表4-2 糖尿病の診断手順

臨床診断
1. 空腹時血糖値≧126mg/dL，75gOGTT 2時間値≧200mg/dL，随時血糖値≧200mg/dL，のいずれか（静脈血漿値）が，別の日に行なった検査で2回以上確認できれば糖尿病と診断してよい*．これらの基準値を超えても，1回の検査だけの場合には糖尿病型と呼ぶ．
2. 糖尿病型を示し，かつ次のいずれかの条件がみたされた場合は，1回だけの検査でも糖尿病と診断できる．
   ①糖尿病の典型的症状（口渇，多飲，多尿，体重減少）の存在
   ②HbA1c≧6.5%**
   ③確実な糖尿病網膜症の存在
3. 過去において上記の1，ないし2がみたされたことがあり，それが病歴などで確認できれば，糖尿病と診断するか，その疑いを持って対応する．
4. 以上の条件によって糖尿病の判定が困難な場合には，患者を追跡し，時期をおいて再検査する．
5. 糖尿病の診断に当たっては，糖尿病の有無のみならず，分類（成因，代謝異常の程度），合併症などについても把握するように努める．

疫学調査
　糖尿病の頻度推定を目的とする場合は，1回の検査だけによる「糖尿病型」の判定を「糖尿病」と読み替えてもよい．なるべく75gOGTT2時間値≧200mg/dLの基準を用いる．

検　診
　糖尿病を見逃さないことが重要である．スクリーニングには血糖値の指標のみならず，家族歴，肥満などの臨床情報も参考にする．

*ストレスのない状態での高血糖の確認が必要である．
　1回目と2回目の検査法は同じである必要はない．1回目の判定が随時血糖値≧200mg/dLで行なわれた場合には，2回目は他の方法によることが望ましい．1回目の検査で空腹時血糖値が126〜139mg/dLの場合には，2回目にはOGTTを行なうことを推奨する．
**日本糖尿病学会グリコヘモグロビン標準化委員会の標準検体で補正した値
（糖尿病診断基準検討委員会（代表　葛谷　健）：糖尿病の分類と診断基準に関する委員会報告，糖尿病 42：385-404,1999）

表4-3　空腹時血糖値および75g糖負荷試験（OGTT）2時間値の判定基準
　　　　（静脈血漿値，mg/dL，カッコ内はmmol/L）

	正常域	糖尿病域
空腹時値 75gOGTT2時間値	＜110（6.1） ＜140（7.8）	≧126（7.0） ≧200（11.1）
75gOGTTの判定	両者をみたすものを正常型とする．	いずれかをみたすものを糖尿病型とする．
	正常型にも糖尿病型にも属さないものを境界型とする．	

随時血糖値≧200mg/dL（≧11.1mmol/L）の場合も糖尿病型とみなす．
正常型であっても，1時間値が180mg/dL（10.0mmol/L）以上の場合は，180mg/dL未満のものに比べて糖尿病に悪化する危険が高いので，境界型に準じた取り扱い（経過観察など）が必要である．
（糖尿病診断基準検討委員会（代表　葛谷　健）：糖尿病の分類と診断基準に関する委員会報告，糖尿病 42：385-404,1999）

して遺伝子異常が同定されたものと，他の疾患や病態に伴うものとに大別する．
　病態（病期）では，インスリン作用不足によって起こる高血糖の程度や病態に応じて，正常領域，境界領域，糖尿病領域に分ける．糖尿病領域は，インスリン不要，高血糖是正にインスリン必要，生存のためにインスリン必要，に区分する．前2者はインスリン非依存状態，後者はインスリン依存状態と呼ぶ（図4-1）．病態区分は，インスリン作用不足の進行や，治療による改善などで，所属する領域が変化する．

3）糖尿病の診断[2]

　糖尿病の診断には慢性高血糖の確認が不可欠である．糖代謝の判定区分は，糖尿病型（空腹時血糖値≧126mg/dLまたは75g糖負荷試験（75gOGTT）2時間値≧200mg/dL，あるいは随時血糖値≧200mg/dL），正常型（空腹時＜110mg/dL，かつ2時間値＜140mg/dL），境界型（糖尿病型でも正常型でもないもの）に分ける．これらの基準値は静脈血漿値である．持続的に糖尿病型を示すものを糖尿病と診断する．

　境界型はAmerican Diabetes Association（ADA）やWHOのIFG（impaired fasting glucoseあるいはimpaired fasting glycemia）とIGT（impaired glucose tolerance）とを合わせたものに一致し，糖尿病に移行する率が高い．

　糖尿病の診断手順，さらに空腹時血糖値および75g糖負荷試験（OGTT）2時間値の判定基準をそれぞれ表4-2，3に示した．

4）糖尿病の病態

（1）高血糖のしくみ

　厳格に血糖をコントロールするためには，まず高血糖のしくみを知る必要がある（図4-2）．2型糖尿病の初期には食後の高血糖がみられるが，それは食後に膵β細胞からのインスリンの追加分泌が低下し，さらに骨格筋および肝でのブドウ糖取り込み低下，すなわちインスリン抵抗性があるためである．糖尿病が進行すると早朝空腹時の高血糖を認める．それは前述の理由の他にインスリン基礎分泌の低下が加わることによる．1型糖尿病では発症早期からインスリン分泌がほとんど消失し，著しい高血糖，ケトアシドーシスに至ることが多い．

（2）インスリン分泌異常および抵抗性のしくみ

　膵β細胞からのインスリン追加分泌の遅延は遺伝的，運動不足，過食，肥満などのインスリン抵抗状態が膵臓に大きな負担を強いて膵β細胞に疲弊を生じたために起こる．膵臓への負担を放置すると，膵β細胞の疲弊はさらに増強して，インスリン追加分泌の低下に加えて基礎分泌も減少する．インスリン抵抗性にも遺伝的要因はあるとされるが，多くは環境要因によるところが大きく，それを除くための介入が可能である．すなわち食事および運動療法の重要性が強調される．

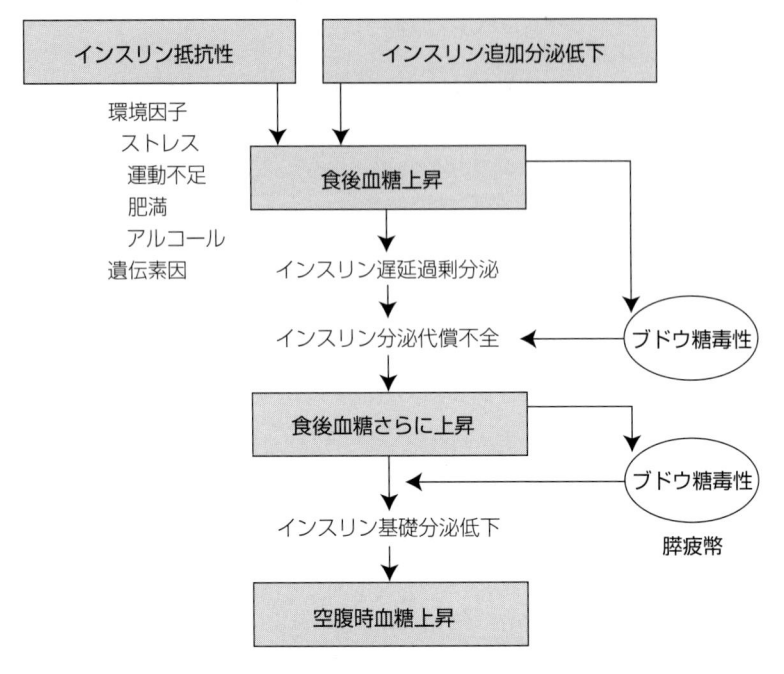

図4-2　2型糖尿病における高血糖のしくみ

(3) ブドウ糖および脂肪毒性（glucose およびlipo-toxicity）[3~6]

インスリン作用不足による代謝異常，特に高血糖，高脂血症（特に遊離脂肪酸（FFA）の増加）は，さらにその作用不足（インスリン分泌異常および抵抗性）を増大させることによって，高血糖状態に悪循環をもたらす．したがって代謝異常を正常化することは合併症の予防のみならず膵β細胞の機能を守るためにも重要である．

5）血糖管理状況把握のための検査

糖尿病の血糖管理状況は諸検査を駆使することによって的確に把握することが可能である．患者の来院時血糖値と，グリコヘモグロビン値，グリコアルブミン値などを組み合わせることにより，血糖日内変動が推察できる．また血漿1,5-anhydroglucitol（1,5AG）値を加えると，血糖管理が比較的良好な場合により詳細な評価ができる．グリコヘモグロビン値は3カ月前より採血時までの平均血糖値を，グリコアルブミン値は3週間前より採血時までの平均血糖値をそれぞれ示唆する．血漿1,5AG 値は数日前より採血時までの平均血糖値を表わし，良好な血糖管理状況が維持されている際に有用な指標となる．また患者が自宅で行なえるものとして，自己血糖測定（SMBG），尿糖試験紙による尿糖測定などがある．

表4-4 糖尿病の合併症

A．急性合併症	B．慢性合併症
1．糖尿病性昏睡 　1）ケトン性昏睡 　2）高浸透圧非ケトン性昏睡 　3）乳酸アシドーシス 2．急性感染症 3．意識障害 　　脳血管障害，尿毒症，肝性昏睡など 4．低血糖性昏睡 　　インスリン，スルフォニル尿素薬	Ⅰ．細小血管症 　1．3大合併症 　　1）網膜症 　　2）腎症 　　3）神経障害 　2．その他 　　血管新生緑内障，心筋症など Ⅱ．大血管症 　1．脳血管障害 　2．虚血性心疾患 　3．閉塞性動脈硬化症，壊疽 Ⅲ．その他 　　高脂血症，高血圧，慢性感染症， 　　皮膚疾患，肝機能障害，胆石症， 　　白内障など

（繁田幸男：Ⅱ．糖尿病合併症総論．繁田幸男編著，糖尿病と合併症，pp.46-51，医歯薬出版，東京，1995）

6）糖尿病における合併症

　糖尿病の合併症は，まず急性合併症と慢性合併症に大別される．急性合併症はインスリン療法や抗生物質の進歩によって，その発症と予後は著しく改善された．慢性合併症は，成因や病態生理からみて，血管障害合併症とその他の合併症に分けられる．さらに血管障害は細小血管症と大血管症とに分類できる（表4-4）[7]．

　糖尿病に特異的な合併症である細小血管症は患者のQOLをきわめて障害し，またその一部は生命予後を決定する．細小血管症の1つである腎症のために新規透析導入される患者は増加の一途をたどり，その数は年間約1万人で，原因疾患の1／3を占めるに至った．網膜症による新規失明者の数も漸増し，後天的失明原因の第1位となっている．神経障害も患者の高齢化に伴いさらに増加することが予想される．このような細小血管症の発症，進展の機構は，すべて高血糖に関連した代謝障害によることが明らかになってきた．すなわち血糖を厳格にコントロールして正常化できれば，糖尿病性細小血管障害の発症を阻止できる可能性が，1型糖尿病を対象としたDiabetes Control and Complications Trial (DCCT)[8]，2型糖尿病での Kumamoto Study[9] およびUnited Kingdom Prospective Diabetes Study (UKPDS)[10] によって証明された．さらにUKPDSでは高血圧の厳格な管理が糖尿病性細小血管症の発症，進展の阻止にも有効である可能性が示された[11]．

　一方糖尿病患者では冠動脈硬化症，脳血管障害，末梢血管障害が高頻度で認められ，特に前2者は患者の生命予後に重大な影響をもたらす．動脈硬化症は高血糖の他に，高脂血症，高血圧，肥満（特に内臓脂肪蓄積型），インスリン抵抗性／高インスリン血症，凝固・線溶能異常，喫煙などの危険因子の重複によって

表4-5 糖尿病性腎症病期分類

病　期	臨床的特徴		病理学的特徴 (参考所見)	備　考 (提唱されている治療法)
	尿蛋白 (アルブミン)	GFR (Ccr)		
第1期 (腎症前期)	正常	正常 ときに高値	びまん性病変：なし～軽度	血糖コントロール
第2期[a] (早期腎症)	微量アルブミン尿	正常 ときに高値	びまん性病変：軽度～中等度 結節性病変：ときに存在	厳格な血糖コントロール 降圧治療[b]
第3期-A (顕性腎症前期)	持続性蛋白尿	ほぼ正常	びまん性病変：中等度 結節性病変：多くは存在	厳格な血糖コントロール 降圧治療・蛋白制限食
第3期-B (顕性腎症後期)	持続性蛋白尿[c]	低下[c]	びまん性病変：高度 結節性病変：多くは存在	降圧治療・低蛋白食
第4期 (腎不全期)	持続性尿蛋白	著明低下(血清クレアチニン上昇)	末期腎症	降圧治療・低蛋白食・透析療法導入[d]
第5期 (透析療法期)		透析療法中		透析療法・腎移植

a：診断にあたっては，糖尿病性腎症早期診断基準（表2：厚生省平成2年度糖尿病調査研究報告書，p251）を参照
b：第2期では正常血圧者でも血圧上昇を認めることがあり，また微量アルブミン尿に対し一部の降圧剤の有効性が報告されている．
c：持続性蛋白尿約1g／日以上，GFR（Ccr）約60mL／分以下を目安とする．
d：透析療法導入に関しては，長期透析療法の適応基準（表3：厚生省平成2年度糖尿病調査研究報告書，p252-256）を参照
（厚生省：平成3年度糖尿病調査研究報告書，p320, 1991）

増幅されるため，糖尿病患者での動脈硬化症の発症，進展を防止するには，ライフスタイル（食生活および運動習慣）の改善を特に重視した上での血糖コントロールと各危険因子の解消をめざす必要がある．
　糖尿病患者に運動療法を行なうにあたって，合併症について知っておくべきところを概説する．
（1）糖尿病性腎症
　糖尿病性腎症の病期，病態を理解することは，その治療を考える際に重要である．糖尿病性腎症病期分類を表4-5[12]に示した．第1期（腎症前期）は，現時点では臨床的に腎症を診断し得ない時期である．すなわち尿中アルブミン排泄量は正常で，GFRも通常正常範囲にある．しかし腎生検を行なうと，この時期にすでに糸球体に軽度のびまん性病変が存在する症例がある．第2期（早期腎症期）は微量アルブミン尿を呈する時期で，通常GFRは正常範囲内にある．この時期には血圧が上昇すること，および網膜症，神経障害などの他の糖尿病性合併症が高頻度に認められる．第3期（顕性腎症期）は持続性蛋白尿（尿蛋白量

500mg／日以上）を呈する時期で，この時期はさらに尿蛋白量1g／日未満のA（前期）およびそれ以上のB（後期）に細分化されている．第3期A（前期）はGFRが正常の場合，極めて厳格に血糖管理を行なうことにより，尿蛋白量の減少が期待できるとされている．第4期（腎不全期）はGFRが低下し，血清クレアチニン値が上昇する時期である．その他，電解質異常，内分泌異常，骨異常なども認める．第5期（透析療法期）は慢性透析療法に導入された後の時期である．糖尿病患者の透析導入後の生命予後はきわめて不良であり，50％生存期間が約4年とされている．

糖尿病性腎症の治療の重要なものは，現時点では血糖コントロール，血圧コントロール，蛋白制限食の3つと考えられている．治療にあたっては，病期，病態に応じた治療法を選択することが重要である（表4-5）．

(2) 糖尿病性網膜症

糖尿病性網膜症は単純性網膜症，前増殖性網膜症，増殖性網膜症に分けられる．単純性網膜症の基本病像は，網膜の比較的深層の病変（毛細血管瘤，点状出血，斑状出血，硬性白斑）と網膜浮腫である．前増殖性網膜症は，単純性網膜症に前増殖性網膜症の軟性白斑，高度な静脈変化，網膜内細小血管異常のうち1つ以上の所見が加わったものである．増殖性網膜症では増殖病変が硝子体に侵入する．早期例では新生血管を認め，さらに進行するとその血管からの出血，血管線維増殖が起こり，後部硝子体剥離が発生する．続いて牽引性網膜剥離，血管新生緑内障を引き起こすことがあり，それが失明の原因につながる．

網膜症の治療として，とりわけ重要なのが厳格な血糖コントロールであることはDCCTの成績からも明らかである．他に高血圧の管理も重要である．網膜症に対して確実に有用とされる薬物は現在のところ認められていない．眼科的治療として光凝固療法は，良好な視力を得るために黄斑部機能を保持または改善をすること，増殖化を防止して網膜症の鎮静化をはかることを目的とする．硝子体手術は，硝子体出血や混濁を除去し光路を確保すること，牽引性網膜剥離や黄斑部の変形・偏位の原因となる線維増殖膜や血管性増殖膜を切除することにより網膜を復位させることを目的とする．

(3) 糖尿病性神経障害

糖尿病性神経障害の臨床病型についてはいくつかの分類があるが，その1つを表4-6[13]に示した．一般的に糖尿病性神経障害と呼ばれているのは，対称性の感覚性あるいは感覚運動性多発ニューロパチーである．糖尿病性自律神経障害は神経病変レベルにより起立性低血圧，消化器症状，発汗異常，排尿障害，インポテンスなどさまざまな症状が観察される．またその自律性障害は不整脈をきたし，突然死の原因となることがあり注目される．

神経障害の治療として，その発症，進展を防ぐためには，まず血糖を厳格にコントロールすることが重要であるとされてきたが，それはDCCTによって確認された．薬物療法では，ポリオール代謝の是正をめざしてアルドース還元酵素阻害剤が用いられる．その他にプロスタグランジンE1製剤，mechobalamin

表4-6 糖尿病性神経障害の病型分類

Ⅰ．対称性多発ニューロパチー
   A．感覚性あるいは感覚運動性多発ニューロパチー
   B．急性あるいは亜急性運動性多発ニューロパチー
   C．自律神経障害
Ⅱ．局在性・多巣性ニューロパチー
   A．脳神経障害
   B．躯幹・四肢単ニューロパチー
   C．近位性運動性ニューロパチー

(Thomas, P. K., et al : Peripheral neuropathy. ed. by Dyck PJ, et al., Diabetic and Hypoglycemic Neuropathy, pp.1219—1274, WB Saunders, Philadelphia, 1993)

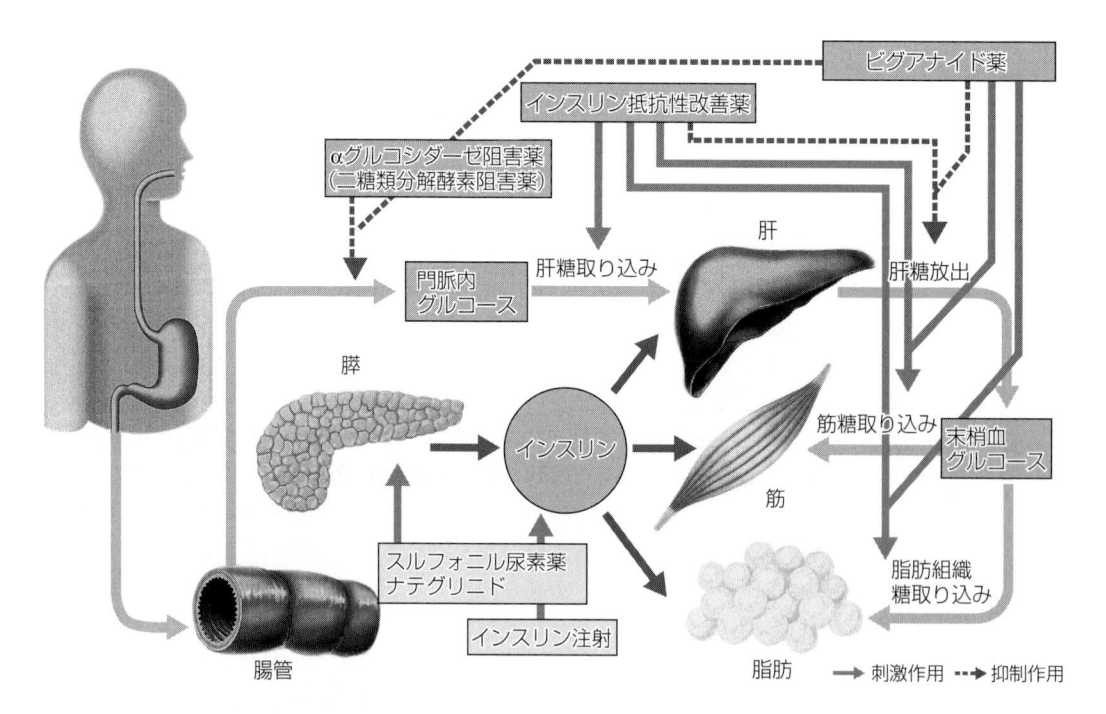

図4-3　経口糖尿病薬の血糖低下作用の機序
各薬剤はそれぞれ異なった機序に基づいて"糖の流れ"を是正し，血糖を低下させる．すなわちスルフォニル尿素薬，ナテグリニドは膵からのインスリン分泌を亢進する．ビグアナイド薬は肝で乳酸からの糖新生を抑制し，かつ肝および筋での糖利用を亢進する．αグルコシダーゼ阻害薬は小腸からの糖吸収を遅らせ，インスリン抵抗性改善薬は肝および筋で糖利用を亢進する．

(methyl B12) なども使われる．
（4）心・血管障害
　わが国の糖尿病患者において，心血管障害による死亡頻度は一般人口の約3倍となっている．一方脳血管障害死も一般人口の2～3倍高頻度とされている．こ

のように糖尿病患者の心・血管合併症としての冠動脈硬化性疾患と脳血管障害は患者の予後決定因子として臨床上きわめて重要である．これらの動脈硬化性疾患の危険因子としては，これまで高血糖は直接には関係しないとされてきたが，近年UKPDSの報告によって高血糖も重要な因子となること，そして厳格な血糖管理の必要性が示された[10]．しかし高血糖の他に，高血圧，高脂血症，内臓脂肪蓄積，凝固・線溶能異常，血管内皮細胞機能異常などが重要な危険因子であることには変わりない．

　糖尿病患者における心筋梗塞の特徴は，発症の若年化がみられること，急性期，慢性期ともに予後不良なことである．また無痛性心筋梗塞の頻度が高いことも注目される．

　糖尿病患者における心合併症として突然死が多いことが重要である．これは，1つには不整脈，特に心室性期外収縮の合併が多いことに関連すると考えられている．さらに自律神経障害を合併することが，これらの不整脈の成因にもなるが，突然死の独立した危険因子になっている可能性もある．

7）個々の糖尿病病態に適した治療

　糖尿病治療の最も大事な点は，できるだけ早期からインスリン作用不足を解消することによって高血糖を含む代謝異常を正常に限りなく近づけることである．糖尿病治療の基本は食事療法および運動療法であることは衆知であり，インスリン抵抗性の環境要因を除くために重要であることは前述した．近年，インスリン作用システムの各所に効く経口血糖降下薬の使用が可能になり，それらの単独または併用，さらにはそれらとインスリンの併用によって合理的な糖尿病治療をめざすことができるようになった（図4-3）．すなわち食後のa）インスリン追加分泌の遅延，低下に対してブドウ糖の流入を遅らすためにα-グルコシダーゼ阻害薬，またはインスリン追加分泌を増加するためにナテグリニド，b）肝，筋，脂肪組織のインスリン抵抗性を減少するためにインスリン抵抗性改善薬またはビグアナイド薬，さらにc）食前高血糖があれば，インスリン基礎分泌を増加するためにスルフォニル尿素薬または肝の糖新生および放出を抑制するためにビグアナイド薬など，それぞれ個々の患者の病態に合わせての薬剤使用が可能となった．患者それぞれのインスリン作用システムの異常を考慮に入れた的確な治療が望まれる．

2．糖尿病と運動療法

1）2型糖尿病の発症予防と運動

(1) 疫学的成績

　身体活動が2型糖尿病の発症を予防することは，近年の疫学的な長期追跡試験によって明らかにされた．米国での男性5,990名を対象とした14年間の追跡調査研究によれば，余暇時間の身体活動が1週間の消費エネルギーとして500

kcal増加すると糖尿病発症率が6％低下することが明らかにされた[14]．また同じ米国で女性87,253名を対象とした12年間の追跡調査成績では，散歩，ジョギング，サイクリングなどの運動を1週間に1回以上，汗がでる程度に実施していると2型糖尿病の発症が低下することが明かにされた[15]．

　このような長期追跡調査に加えて介入試験成績も散見される．Oslo研究での1年間の観察成績によれば，食事療法に加えて運動療法を週3回実施すると，2型糖尿病の成因の1つであるインスリン抵抗性が改善し，それが糖尿病の発症予防につながる可能性が示唆された[16]．中国のDaQing研究では，6年間にわたる食事療法，運動療法の単独または併用を実施して，impaired glucose tolerance（IGT）からの2型糖尿病発症率が検討されたが，運動療法は単独，併用のいずれの群でもその発症率が未介入群と比較して約40％低下した[17]．

（2）理論的背景

　糖尿病はインスリン作用不足による高血糖を代表とする代謝異常である．インスリン作用不足とは，膵β細胞からのインスリン分泌能の低下，あるいはインスリンの標的組織である筋・肝でのインスリン効果の低下，すなわちインスリン抵抗性のいずれか，または両方がある場合をさす．2型糖尿病の発症前には未知の遺伝，または過食，肥満，運動不足，ストレスなどでインスリン抵抗性が増大し，それに膵β細胞が代償しきれなくなってインスリン分泌低下が生じて糖尿病が発症すると考えられている．したがってこの時点で運動療法が加わるとインスリン抵抗性が改善し，2型糖尿病の発症が抑えられることになる．運動によってインスリン抵抗性が改善する機構については後述する．

2) 2型糖尿病の治療としての運動療法

　2型糖尿病の治療目標は糖尿病性合併症の発症，進展を防止することである．そのためにはインスリン作用不足による高血糖状態を是正し，正常に近づけることが重要である．その重要性は細小血管症についてはDCCT[8]，Kumamoto Study[9]，UKPDS[10,11]などの報告によって証明され，大血管症についてもUKPDSによって明らかにされた．

　糖尿病における高血糖を是正するための運動の効果として，1つは急性効果があり，その他にインスリン感受性の増大を介する継続効果（トレーニング効果）がある．特に2型糖尿病の2大成因の1つであるインスリン感受性を増大させる効果は，前述のように膵β細胞におけるインスリン分泌能の疲弊を防いで糖尿病病態の進展を防止し，より良い血糖管理を可能にする．また運動によるインスリン感受性増大の効果は，動脈硬化の危険因子の多くを取り除き，大血管症を予防することにつながると考えられる．

（1）高血糖を是正するための運動の急性効果

　これまでの健常者での成績によれば，運動の持続時間とともに筋肉のエネルギー源は変化するとされる（図4-4）[18]．運動を開始するとまず筋肉内に貯えられていたグリコーゲンが使われる．運動が10分以上経過すると，筋肉内のグリコ

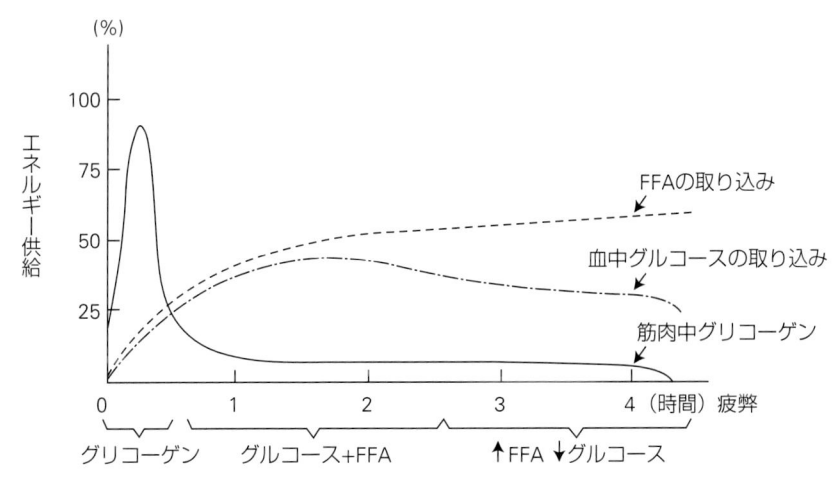

図4-4　急性運動負荷時の筋肉へのエネルギー源の推移
(Felig, P. : Metabolic and Endocrine Disorders and Exercise. ed. by Bove AA and Lowenthal DT, Exercise Medicine, pp.305—320, Academic Press, New York, 1983)

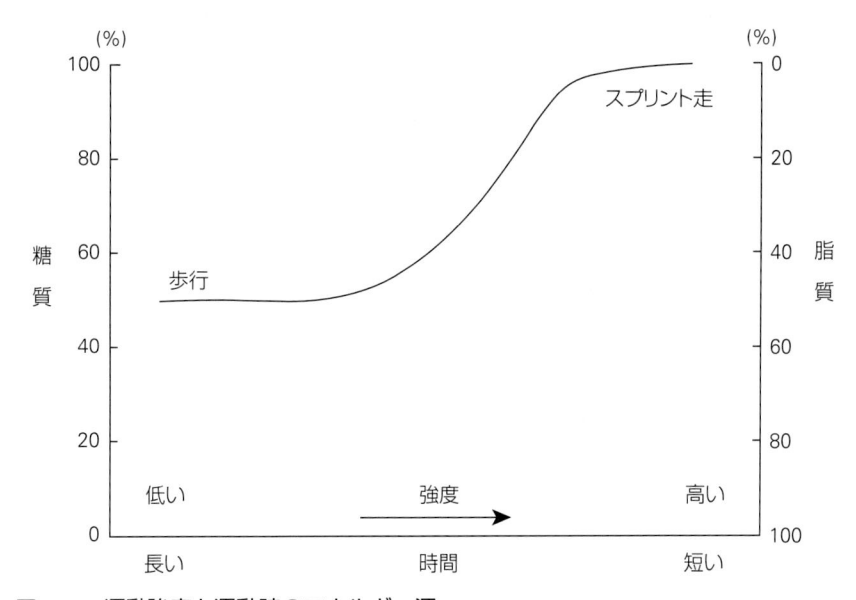

図4-5　運動強度と運動時のエネルギー源
(エドワードフォックス著：選手とコーチのためのスポーツ生理学．朝比奈一男監訳，渡辺和彦訳，大修館書店，1984)

ーゲンは枯渇し，代わりに血糖やFFAが主たるエネルギー源となる．90分以上とさらに延長してくると，FFAに依存するエネルギーの割合が大きくなる．一方，エネルギー供給源と運動強度との関連をみると，その強度が高まるにつれて糖質利用の比率がFFA利用のそれに比較して高まり，最大強度の運動ではほとんど糖質のみがエネルギー源とされる（図4-5)[19]．

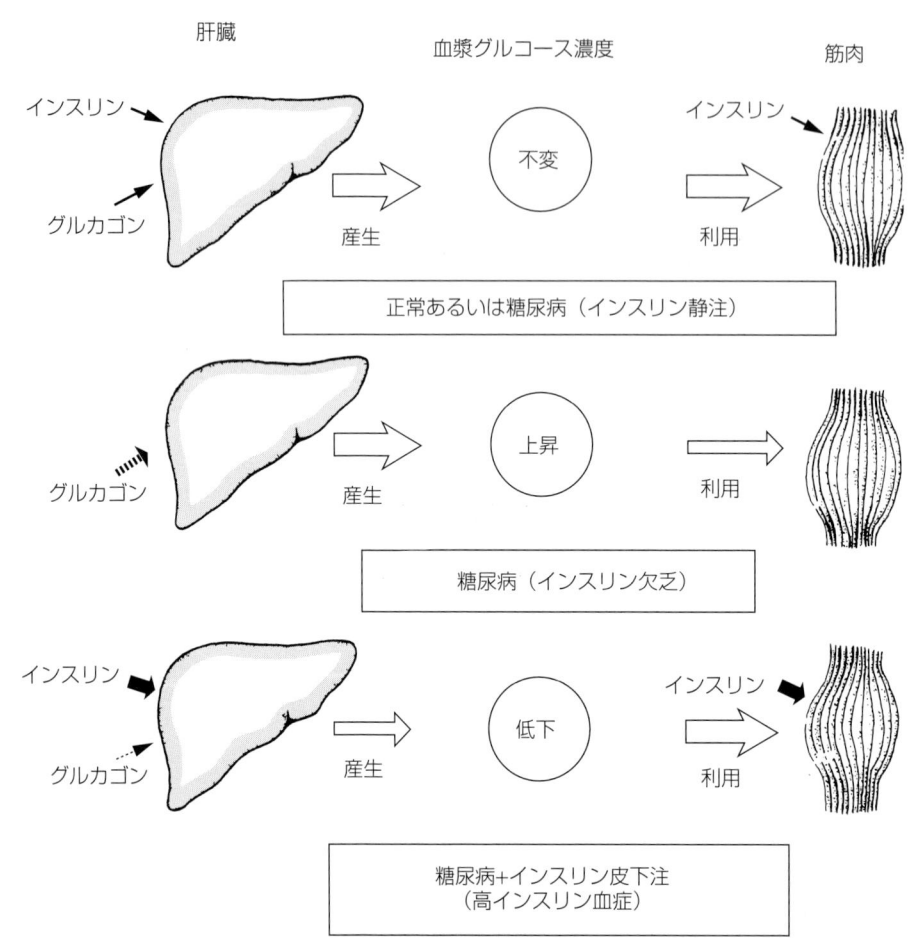

図4-6 正常および糖尿病状態のグルコースホメオスタシスにおけるインスリンの役割
(Wasserman, D.H., et al : Exercise and diabetes. ed. by Alberti KGMM, et al, The diabetes annual/ 4, pp.116-143, Elsevier, Amsterdam, 1988)

　　健常者における急性運動負荷時の代謝，内分泌動態をみると，血中インスリンは低下し，一方インスリンの拮抗ホルモンであるグルカゴン，コルチゾール，成長ホルモン，カテコールアミンなどが増加している．それは運動中の筋肉におけるエネルギー需要の増大に対応したものであり，なかでもグルカゴンは肝でのグリコーゲン分解，糖新生を介して肝から糖放出の増加に作用している．このように中等度以下の強度での急性運動負荷時には筋肉における糖利用と肝からの糖放出のバランスが保たれており，血糖値はほとんど変化しない．
　　糖尿病患者における運動の急性効果は，内因性あるいは外因性にもたらされるインスリンの供給状況により大きな差がみられる（図4-6）[20]．内因性インスリン供給がほぼ正常の場合には，健常者の時と同様に，筋肉における糖利用と肝からの糖放出のバランスが保たれ，血糖値は変動しない．糖尿病未治療あるいは治

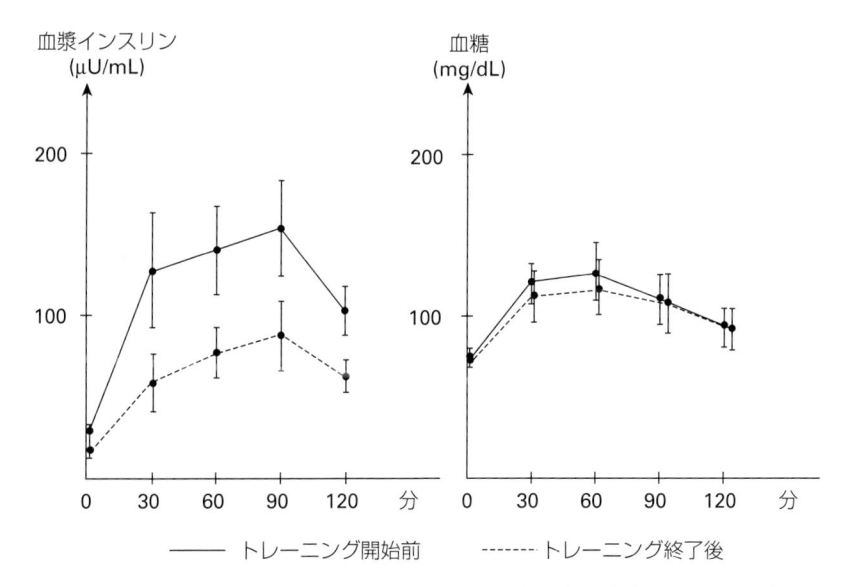

図4-7 肥満者のトレーニング前後における経口糖負荷試験時の血糖およびインスリン反応

(Björntorp, P., et al : Physical training in obesity. II, Effects on plasma insulin in glucose intolerant subjects without marked hyperinsulinemia. Scand J Clin Lab Invest 32 : 41, 1973)

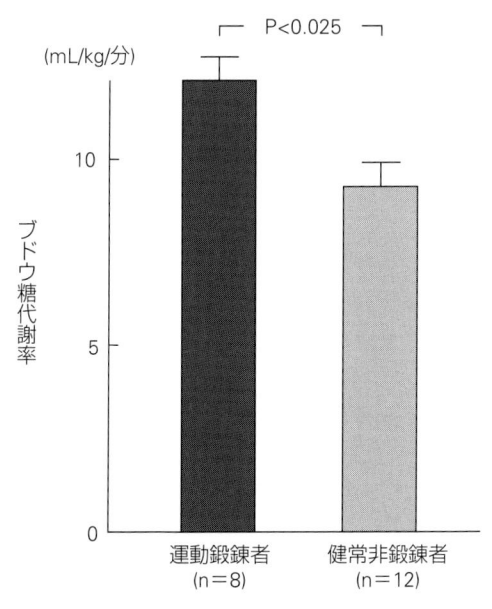

図4-8 運動鍛錬者，健常非鍛錬者における末梢インスリン感受性

(藤井 暁：運動療法の代謝・内分泌効果と患者指導上の問題点．坂本信夫他監修，糖尿病カレントレビュー，'92/93治療と管理のアップデート，pp.17-40，医歯薬出版，東京，1994より改変)

療中でもコントロール不良であってインスリンが欠乏している場合には，インスリンの拮抗ホルモン，特にグルカゴンの増加によって肝からの糖放出が筋肉での糖利用を上回り，血糖値は上昇する．またこの状況では脂肪組織から血中へのFFAの放出が増加し，肝でのケトン体の合成が増加する．これらの事実から，コントロール不良時の運動は控えるべきである．一方，肥満を伴う2型糖尿病やインスリン治療中でインスリン供給が過剰の場合には，筋肉の糖利用が肝からの糖放出を上回るために血糖値は低下する．

筋肉における糖の取り込み量は細胞膜上の糖輸送担体量とその活性によって規定されている．インスリンなどの刺激によって筋肉や脂肪細胞に存在する糖輸送担体，GLUT4が細胞内の小胞から細胞膜へ移動すること(translocation)によって，糖の取り込み量が増大する[21]．また運動によるこのGLUT4の細胞膜上への移動は，インスリンによって

もたらされるGLUT4の移動とはその機構が異なるとされている[22]．これまで筋肉への糖の取り込みに対してインスリンは微量でも必須であるとされてきたが，運動の急性効果発現には必ずしもインスリンを必要としないことが示唆された．

(2) インスリン抵抗性を改善するための運動の継続効果（トレーニング効果）

これまでの報告によれば，肥満者では有酸素運動を主体とするトレーニングを継続すると，グルコース負荷試験での血糖反応は不変であるものの，インスリン反応は低下し，インスリン感受性が増大することが示唆された（図4-7）[23]．高インスリン正常血糖クランプ法（hyperinsulinemic euglycemic clamp technique）を用いて末梢組織のインスリン感受性を直接みた成績でも，同様に運動の継続（例えば長距離ランナーのような運動鍛錬者）によってインスリン感受性が増大することが示された（図4-8）[24]．

2型糖尿病の発症のみならず進展機序の1つとして，インスリン抵抗性の関与は重要である．運動療法は継続効果として，このインスリン抵抗性を改善させて2型糖尿病の進展を抑え，膵β細胞のさらなる疲弊を防止することになる．そして，これが血糖管理をより容易なものとし，合併症，特に細小血管症の予防につながると考えられる．また大血管症の予防には血糖の管理の他に，2型糖尿病に高率に併発する高血圧，高脂血症，肥満（特に内臓脂肪蓄積）などを解消することが重要である．運動療法で得られたインスリン感受性の増大は，血清脂質の改善，すなわちトリグリセリドの減少，HDL-コレステロールの増加をもたらす．またその増大は高血圧の是正，線溶系の活性化，内臓脂肪蓄積の減少などをもたらすことが知られている．特に，これらの動脈硬化危険因子を重積する例では心筋梗塞，脳梗塞などを起こしやすく，その源流にインスリン抵抗性が存在するとして注目される．したがって運動によるインスリン感受性増大の効果は，動脈硬化の危険因子の多くを取り除き，大血管症を予防することにつながると考えられる．

運動療法の継続効果，すなわちインスリン感受性が増大してインスリン抵抗性が改善する機構としては，①インスリン受容体レベルにおいて，インスリン受容体数の増加，受容体キナーゼ活性の亢進，②受容体以降の過程において，筋肉におけるグルコース代謝に関与する酵素活性の増加，GLUT4蛋白量の増加[25]，③その他には，運動筋量の増加，運動筋の毛細血管の増加による血量の増加，脂肪組織量減少によるtumor necrosis factor（TNF）-α[26]またはレプチン[27]の分泌低下，ブドウ糖または脂肪毒性の改善，などの関与が考えられている．

3）1型糖尿病における運動療法

1型糖尿病の血糖コントロール改善に対する運動の有効性は必ずしも確立されていない．すなわち1型糖尿病患者に定期的な運動療法を実施しても，必ずしも血糖コントロールは改善されない．それは運動療法の際に，インスリン欠乏，またはインスリン過剰状態に陥りやすいためと考えられる．しかし運動が体力の保持および増進，ストレス解消などに有用であることから，実際に運動療法は食事

表4-7 運動交換表

運動の強さ	1単位当たりの時間	運動（エネルギー消費量，kcal/kg/分）
I．非常に軽い	30分間くらい続けて1単位	散歩（0.0464），乗物（電車，バス立位：0.0375），炊事（0.0481），家事（洗濯・掃除：0.0471～0.0499），一般事務（0.0304），買い物（0.0481），体操（軽い：0.0552）
II．軽い	20分間くらい続けて1単位	歩行（70m/分：0.0623），入浴（0.0606），階段（降りる：0.0658），ラジオ体操（0.0552～0.1083），自転車（平地：0.0658），ゴルフ（平均：0.0835）
III．中等度	10分間くらい続けて1単位	ジョギング（軽い：0.1384），階段（昇る：0.1349），自転車（坂道：0.1472），歩くスキー（0.0782～0.1348），スケート（0.1437），バレーボール（0.1437），登山（0.1048～0.1508），テニス（練習：0.1437）
IV．強い	5分間くらい続けて1単位	マラソン（0.2959），なわ飛び（0.2667），バスケットボール（0.2588），ラグビー（前衛：0.2234）

注）1単位は80kcal相当
（佐藤祐造他：糖尿病運動療法の実際．佐藤祐造編，糖尿病運動療法指導の手びき，pp.57，南江堂，東京，1991）

およびインスリン療法に併用されている．1型糖尿病患者に対して運動療法を実施する上での留意点は，低血糖防止のために運動は食後に行なうこと，運動量が大きい場合には運動前のインスリンを減量し，運動前・中・後に適宜補食をさせることとする（補食量は表4-7[28]を参考にする）．ただし，ケトーシスをきたしやすい例においてはインスリンは減量せず，補食で調整する．運動開始前にインスリン注射をする場合には，注射部位は大腿部ではインスリンの吸収が早まるため腹壁とする．1型糖尿病患者において長時間にわたる運動を実施した場合，運動終了後よりかなり遅れた時間帯，すなわち10数時間を経た就寝時前後から深夜にかけて低血糖が認められることがあり，注意を要する（運動後遅延性低血糖）．

4）糖尿病における運動処方の実際

(1) メディカルチェック（開始前検査）

運動療法の開始前には表4-8のような検査を実施し，糖尿病のコントロール状態，合併症（虚血性心疾患，腎症，網膜症，神経障害，糖尿病性心筋症，糖尿病性壊疽など）の有無を把握する．

(2) 適応と禁忌

ケトアシドーシスなどの著しい代謝異常を有する例，重篤な血管合併症または急性感染症を合併する例を除けば，ほとんどの例が運動療法の適応となるが，その絶対的適応と相対的適応を表4-9に示した．

(3) 運動処方の実際

まず患者それぞれの生活習慣の違いを把握し，個々にあった運動処方がなされるべきである．そのためには問診が重要であり，また可能であれば生活行動を記載させ，患者の日常生活行動の様式の詳細を明らかにする．

①運動の種類

表4-8 運動療法開始前のメディカルチェック

1. 問診*
   自覚症状(胸部症状,失神,めまい,不整脈など),日常生活状況(運動および食生活習慣),使用中の薬剤,既往歴,家族歴
2. 理学的所見*
   身長,体重,血圧(起立性低血圧の有無),脈拍数,ウエストサイズ,体脂肪率
   内科診察(特に貧血,不整脈,心雑音,浮腫,骨・関節の異常,末梢・自律神経障害などの有無)
   眼科診察(網膜症の有無)
3. 胸部X線(正側2方向)*,安静時心電図*,CV_{R-R}*
4. 血液検査*
   血糖,グリコヘモグロビン(HbA1c),グリコアルブミン,血漿1,5-anhydroglucitol(1,5AG),末梢血・血小板*,生化学(肝・腎機能,血清脂質・リポ蛋白,尿酸),
5. 尿検査*
   尿糖,尿蛋白・微量アルブミン,尿ケトン体,尿潜血,尿沈渣
6. 運動負荷試験*
   心電図,脈拍,血圧,無酸素閾値(AT)
7. その他
   心エコー(心肥大や心雑音のある時),Holter心電図(不整脈のある時)
   心筋シンチグラフィー,冠動脈撮影
   腹部超音波検査
   肺機能検査

*必須項目

表4-9 糖尿病における運動療法の適応と禁忌

1. 絶対的適応
   ・合併症がなく,血糖コントロールが良好な2型糖尿病例
   ・合併症がない境界型耐糖能異常例
2. 相対的適応
   ・軽度の合併症を有する例
     (単純性網膜症,早期腎症,自律神経障害を認めない糖尿病性末梢神経障害,軽症高血圧,軽度大血管症,本態性肥満症など)
   ・血糖コントロールが十分でない例
3. 禁忌
   ・ケトーシス,ケトアシドーシス例
   ・空腹時血糖250 mg/dL以上の例
   ・進行した合併症を有する例
     (前増殖性または増殖性網膜症,血漿クレアチニン2.0 mg/dL以上の腎症,自律神経障害,重篤な脳,心血管障害など)
   ・急性感染症合併例

表4-10 運動処方のための運動強度のとらえ方

自覚的運動強度（RPE）強度の感じ方，その他の感覚を参考にRPE点数をきめる			$\dot{V}O_2max$からみた強度	脈拍数からみた強度 %$\dot{V}O_2max$に相当すると思われる脈拍数				
強度の感じ方	その他の感覚	RPE点数	%$\dot{V}O_2max$	1分間当たりの脈拍数				
				60歳代	50歳代	40歳代	30歳代	20歳代
最高にきつい	からだ全体が苦しい	·20 ·19 ·18	100%	155	165	175	185	190
非常にきつい	無理，100％と差がないと感じる，若干言葉がでる，息がつまる	·17 ·16	90%	145	155	165	170	175
きつい	続かない，やめたい，のどがかわく，がんばるのみ	·15 ·14	80%	135	145	150	160	165
ややきつい	どこまで続くか不安，緊張，汗びっしょり	·13 ·12	70%	125	135	140	145	150
やや楽である	いつまでも続く，充実感，汗がでる	·11 ·10	60%	120	125	130	135	135
楽である	汗がでるかでないか，フォームが気になる，ものたりない	·9 ·8	50%	110	110	115	120	125
非常に楽である	楽しく気持ちがよいがまるでものたりない	·7 ·6	40%	100	100	105	110	110
最高に楽である	じっとしているより動いたほうが楽	·5	30%	90	90	95	95	95

（糖尿病治療研究会編（代表　池田義雄）：糖尿病運動療法のてびき（第2版），医歯薬出版，東京，1997）

運動の種類としては，散歩，ジョギング，ラジオ体操，自転車，水泳など，全身の筋肉を動かす有酸素運動が最適といえる．等尺性運動にも近年インスリン感受性への増大効果が確認されているが，骨・関節系への負担，血圧の上昇などに注意する．無酸素運動は循環器系に負担をかけるため好ましくない．

②運動の強度

運動強度は最大酸素摂取量（$\dot{V}O_2max$）の割合％で表されるが，具体的には，$\dot{V}O_2$との相関関係にある脈拍数から便宜上決定されることが多い（**表4-10**）[29]．しかし，β遮断薬服用例，自律神経障害合併例，そして高齢者の場合には運動に対する脈拍反応が不十分である．したがって運動強度を設定するにあたっては，心拍数を指標にするだけでなく，自覚強度も参考にすべきである．

さらに運動強度の決定に際して，無酸素性作業閾値（anaerobic threshold；AT）を用いるのも良い．ATとは，運動強度の増大に伴って血中乳酸の増加が認められるが，この血中乳酸濃度が急に上昇しはじめるところをいう．すなわち運動筋のエネルギー産生が有酸素的代謝だけでは賄いきれず，解糖系代謝が加わる時点を表している．ATは通常，$\dot{V}O_2$maxの50〜70％強度に相当する．糖尿病における運動療法ではATの90〜100％の運動が勧められている．

③1回の運動の持続時間

前述のように，運動時の筋肉へのグルコースの取り込みは運動開始後10分から有意に認められる．したがって1回の運動の持続時間は10分以上とし，自覚症状に特に問題がなければその持続時間を延ばし，30分前後は継続して脂質の動員を促したい．

④運動の頻度

運動によってインスリン感受性の増大をはかるトレーニング効果は，トレーニングを中止した3日後にほぼ消失することが知られている[30]．したがってその効果を継続して得るためには，運動を週3日以上行なわなければならない．

⑤1日の運動量

一般事務職における1日の運動量は240kcal前後が目標となる．歩数計を用いて運動量を把握し，1日1万歩以上をめざす．

(4) 食事療法との併用の必要性

これまでの報告では，糖尿病患者に運動療法を行なった場合，インスリン感受性の改善効果が得られたのは食事療法を実施した時のみで，それを実施しなかった時には血糖コントロールはむしろ悪化したとされている[31]．運動療法の最大効果を得るためには食事療法との併用が重要であると考えられる．

(5) 糖尿病性合併症と運動処方

運動療法開始前あるいは継続中に，個々の患者における合併症の重症度，運動に対する反応などをみながら，きめ細かく対応することが重要である．

①網膜症

前増殖性あるいは増殖性網膜症例には運動療法は禁忌であり，歩行程度の日常生活のみを許可する．硝子体出血直後は絶対安静とし，眼科の指示に従う．単純性網膜症例には運動療法の制限はないが，3〜6カ月ごとに眼底検査をしていくことが必要である．また等尺性運動は眼底血圧を上昇させるために禁止させる．

②腎　症

顕性腎症期以降に進行している例では，クレアチニンクリアランス(C-Cr)の低下に注目し，C-Cr低下度に応じて運動量を同程度減ずる．たとえばC-Crが50％低下していれば運動量を50％減ずる．血清Crが2.0mg/dL以上にまで進行した場合には運動療法は禁止とし，日常生活のみの活動とする[32]．C-Crの低下がみられない場合には，原則として運動療法の制限はないが，早期腎症から顕性腎症期に近づいた時期には定期検査を行ないつつ慎重に経過観察する．

③神経障害

表4-11 運動療法効果の評価

1. 自覚症状
2. 血糖コントロール：
   血糖値（自己血糖測定；SMBG），尿糖値（尿糖試験紙による），グリコヘモグロビン，グリコアルブミン，血漿 1,5-anhydroglucitol(1,5AG)
3. 体脂肪コントロール：
   体重，ウエストサイズ，体脂肪率，洋服のサイズ
4. その他臨床検査成績
   血清脂質，尿酸，トランスアミナーゼ，コリンエステラーゼ，γ-GTP，インスリン感受性，無酸素性作業閾値（AT）
5. 体力診断テスト

　自律神経障害を高度に認める例では運動療法によって突然死をきたすことがある．その障害の指標としてのCV_{R-R}が2.0以下の例では原則として運動療法は禁止とする．末梢神経障害のみの例では運動療法の制限はない．ただし知覚異常を伴う場合には運動による外傷に気づかない事があり注意を要する．

④高血圧，虚血性心疾患

　運動療法は，軽症の高血圧，病状が安定した狭心症，心筋梗塞が対象となる．運動の種類としては有酸素運動が勧められる．等尺性運動は血圧上昇をもたらすため，実施に際しては注意を要する．必ず運動負荷試験を行ない，その成績にもとづいた運動処方を決定する．また運動負荷試験は運動経過中にも適宜実施し，効果判定および運動処方の変更を行なうようにする．

⑤肥　満

　肥満例では運動の際に下肢に負担がかかりやすい．膝関節に負担の少ない自転車エルゴメータ，フローミル（水中でのトレッドミル），水泳，水中歩行などを取り入れる．ある程度減量がなされると運動がしやすくなる．それまでは無理な運動処方は避ける．

⑥低血糖

　運動療法時の低血糖を防ぐために，2型糖尿病でインスリン使用例は1型糖尿病患者について前述した留意点を順守する必要がある．

(6) 運動療法効果の評価

　運動療法中にその効果を逐次評価すること，そしてそれを患者に認識させることは，運動を継続するための動機づけとして大切である．そのためにはまず，患者に運動記録表を作らせ，歩数計などによる1日歩行数，運動実施時間，運動内容，できれば運動前後の心拍数，血圧などを記録させる．その上で定期的に運動療法効果の評価を表4-11のように行ない，成績の向上を患者に認識させる．

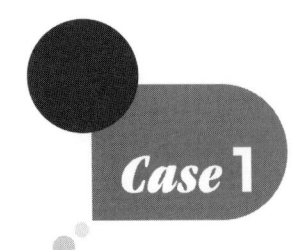

Case 1 糖尿病・高脂血症

運動療法は正しい食事療法の上に成り立つことを示した2型糖尿病例

名　前：H. M.	年　齢：52歳	性　別：女性
身体所見：身長：157cm，体重：58kg，BMI：23.5kg/m², 体脂肪率：29.2%，体脂肪量：17.0kg，除脂肪量：41.0kg			
診断名：糖尿病，高脂血症			
治療内容：グリクラジド 40mgを朝食前に服用している			
既往歴：特記すべきことなし		家族歴：特記すべきことなし	
運動歴：約1時間の水中歩行または水泳を週2日実施し，それ以外の週5日は1時間の歩行を行なっている			
生活概要：喫煙なし．飲酒なし．果物；規定の2倍量を連日摂取．間食；和菓子1個とクッキー3〜5枚を連日摂取			
現病歴：6年前乳腺腫瘍で手術の際に糖尿病を指摘された．その後よりグリクラジド40mg／日を投与開始され，HbA1c7%前後のコントロール状態であった．高脂血症についてはトリグリセリド 200〜250mg/dLで総コレステロールは正常であった．週2回スイミングスクールに通い，約1時間の水中歩行または水泳を行なっていた．			

● 検査所見

血糖（食後2時間）210mg/dL，ヘモグロビンA1c 7.1%，総コレステロール 210mg/dL，トリグリセリド 224mg/dL，HDL-コレステロール 42mg/dL，GOT 20IU/L，GPT 28IU/L，γ-GTP 12IU/L，Cr 0.6mg/dL，尿酸 4.8mg/dL，末梢血異常なし．網膜症，腎症，神経障害いずれもなし．心電図異常なし（負荷を含め）．

●運動負荷試験データ

心拍数：負荷前　70/分，負荷ピーク時　141/分
血圧：負荷前　151/91mmHg，負荷ピーク時　186/38mmHg
最大酸素摂取量：23.60mL/kg/分
AT時心拍数：87/分
AT時酸素摂取量：40％最大酸素摂取量

●運動処方内容

運動種目：これまでの水中歩行または水泳を変えない．日常の歩行も同じ．
運動強度：肥満，高血圧を伴っていたが，網膜症，腎症，神経障害を認めず，心電図上虚血性変化も認めないこと，加えてこれまでに個人的に運動を続けてきたことを考慮して，AT時心拍数を目標に設定した．
1回の運動時間：自覚症状および血圧の上昇に注意しながら，いずれの種目も1回に20分間とし，休憩を入れながら1日に計1時間とした．
運動頻度：週2日とした．

●運動の効果

トレーニング期間：6カ月
トレーニング6カ月後の主なデータの変化（図4-9）

	トレーニング前	トレーニング後
体重（kg）	58	53
ウエストサイズ（cm）	68	63
体脂肪率（％）	29.2	24.6
食後2時間血糖（mg/dL）	210	142
ヘモグロビンA1c（％）	7.1	6.3
トリグリセリド（mg/dL）	224	98
総コレステロール（mg/dL）	210	182
HDL-コレステロール（mg/dL）	42	50

●解　説

　本例における今回の運動処方は，これまでに本人が行なってきたものにほぼ近似させた．そして食生活の大きな誤り，すなわち果物を指示の2倍量を連日摂取し，間食として和菓子1個とクッキー3～5枚を連日摂取していた点を，果物を指示量にし，間食を止めるように改善させた．その結果，4日目から尿テステープでみる尿糖の減少を認め，2週後にはウエストサイズの減少，血糖，血清トリグリセリドの減少を認めた．4週後にはそれらの改善はさらに著明となり，ヘモグロビンA1cの減少もみられた．3カ月頃より体脂肪率が低下し，洋服のサイズが減少した．また周囲からやせたことを指摘されるようになった．
　糖尿病における運動療法は食事療法が十分であるときに限り著しい効果がみら

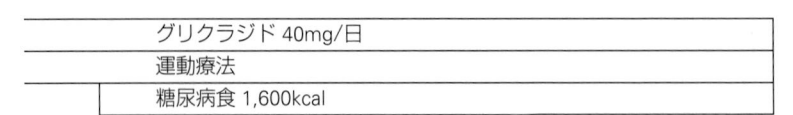

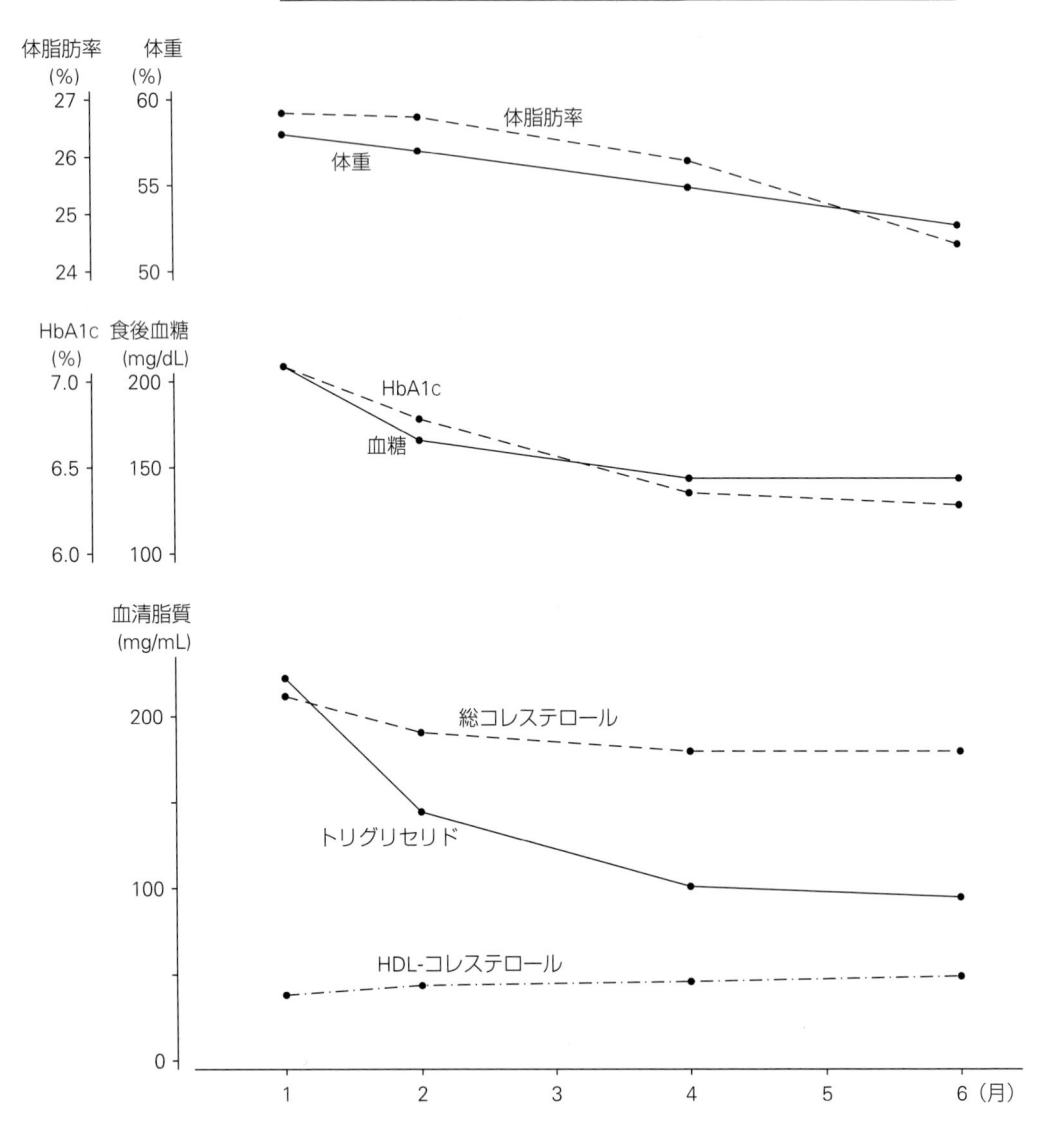

図4-9 運動療法は正しい食事療法の上に成り立つことを示した2型糖尿病例

れる．しかし患者のなかには食事療法が不徹底なまま運動療法を続けている例が多い点に注意する．

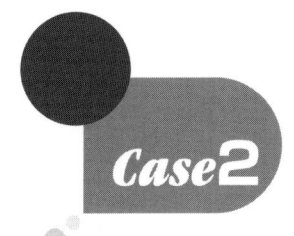

Case2 境界型耐糖能異常

運動療法によってインスリン感受性増大を認めた境界型耐糖能異常例

名　前：J. K.	年　齢：36歳	性　別：男性
身体所見：身長：170cm，体重：73kg，BMI：25.3kg/m², 体脂肪率 24.1%，体脂肪量：17.6kg，除脂肪量：55.4kg，ウエストサイズ：86cm			
診断名：境界型耐糖能異常			
治療内容：特記すべきことなし			
既往歴：特記すべきことなし	家族歴：特記すべきことなし	
運動歴：最近ステッパーを1回に30分，週3回実施している．			
生活概要：喫煙30本/日．飲酒は週1～2回でビールをコップに2～3杯．間食ほとんどなし．主食量が規定の約2倍である．			
現病歴：3年前の検診で境界型耐糖能異常を指摘されるも放置．本年も同異常を指摘され当科を受診した．			

● 検査所見

75g糖負荷試験

	前	30	60	90	120（分）
血糖（mg/dL）	116	172	186	176	154
インスリン（μU/mL）	10.2	38.4	74.4	86.2	78.8

ヘモグロビンA1c 6.0%，総コレステロール 212mg/dL，トリグリセリド 112mg/dL，HDL-コレステロール 52mg/dL，GOT 20IU/L，GPT 28IU/L，γ-GTP 12IU/L，Cr 0.6mg/dL，尿酸 5.7mg/dL，正常血糖クランプ法によるグルコース注入率3.8mg/kg/min
末梢血異常なし．網膜症，腎症，神経障害いずれもなし．心電図異常なし（負荷を含め）．

●運動負荷試験データ

　　　　　　心拍数：負荷前　79/分，負荷ピーク時　180/分，
　　　　　　血圧：負荷前　122/79mmHg，負荷ピーク時　151/40mmHg
　　最大酸素摂取量：41.26mL/kg/分
　　　AT時心拍数：103/分
　AT時酸素摂取量：36％最大酸素摂取量

●運動処方内容

> 運動種目：歩行
> 運動強度：AT時酸素摂取量が低いが，これまでの運動習慣が少ないことを考慮して，まずAT時心拍数を目標に設定した．その後自覚症状を参考にしながら強度を上げた．
> 1回の運動時間：はじめのうちは1回に20分とし，自覚症状に注意しながらその時間を延長した．そして1日に計1時間とした．
> 運動頻度：毎日とした．

●運動の効果

　トレーニング期間：6カ月
　トレーニング6カ月後の主なデータの変化：
　75g糖負荷試験での血糖およびインスリン反応の変化は図4-10に示した．
　グルコース注入率3.8→6.4mg/kg/min（図4-11）

	トレーニング前	トレーニング後
体重（kg）	73	70
ウエストサイズ（cm）	86	83
体脂肪率（％）	24.1	21.0
トリグリセリド（mg/dL）	112	94
総コレステロール（mg/dL）	212	198
尿酸（mg/dL）	5.7	5.2
グルコース注入率(mg/kg/min)	3.8	6.4

●解　説

　本例は，食事療法（主食量の是正）に運動療法を併用して，75g糖負荷試験での血糖反応が境界型から正常型へ改善した．インスリン反応は遅延高反応であったのが改善傾向を示した．すなわちインスリン感受性増大に伴う耐糖能の改善が示唆された．この運動療法によるインスリン感受性の増大については，さらに正常血糖クランプ法を用いて直接的にも証明された（グルコース注入率の上昇）．このようにインスリン感受性が増大したことは，膵β細胞からのインスリン分泌能の異常を軽減させる．そして境界型耐糖能異常から糖尿病への移行を防ぐだけでなく，その耐糖能異常の正常化につながると考えられる．

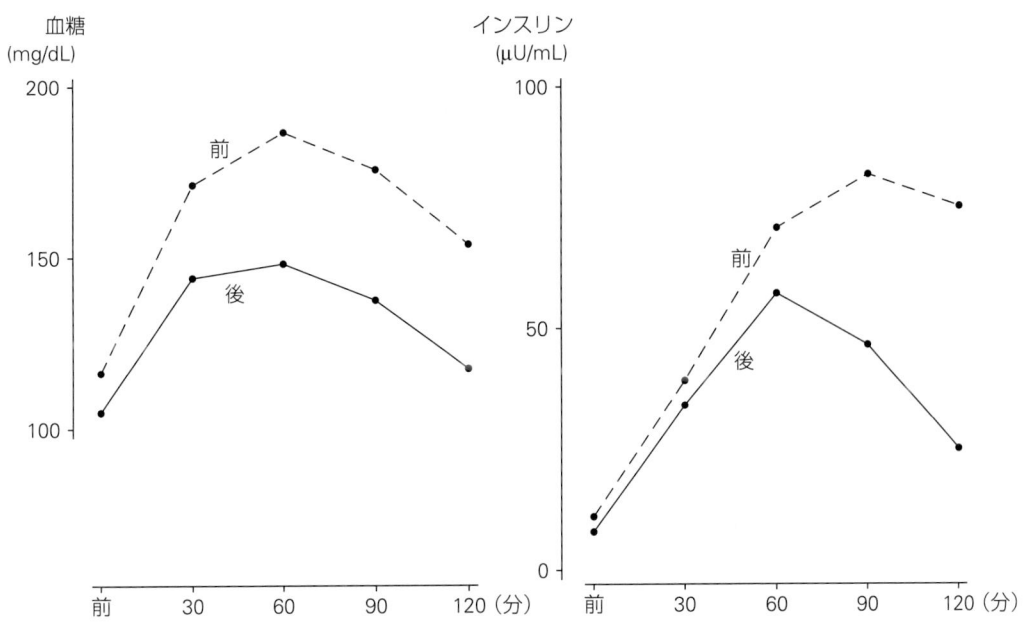

図4-10　75g糖負荷試験の血糖およびインスリン反応におよぼす運動療法の効果

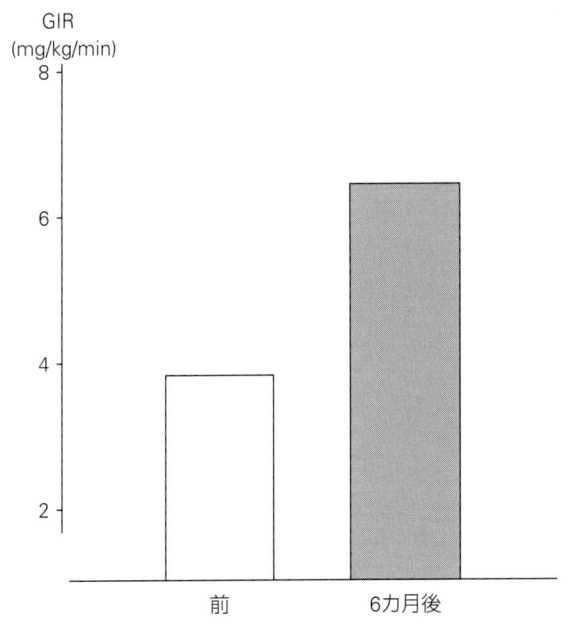

図4-11　グルコース注入率（GIR）におよぼす運動療法の効果

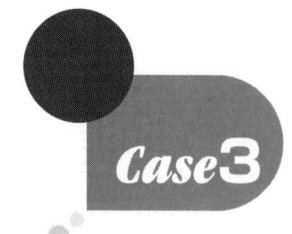

Case3 糖尿病，高血圧，高脂血症，肥満（特に内臓脂肪肥満）

運動療法によって多くの動脈硬化危険因子が消失した
インスリン抵抗性症候群例

名　前：T. K.	年　齢：54歳　　性　別：男性
身体所見：身長：167cm，体重：67.2kg，BMI：24.1kg/m², 体脂肪率：24.3％，体脂肪量：16.4kg，除脂肪量：50.8kg，血圧：42/94mmHg	
診断名：糖尿病，高血圧，高脂血症，肥満（特に内臓脂肪肥満）	
内服薬：ボグリボース0.6mgを1日3分服，プラバスタチン5mgを夕食後，ベザフィブラート200mgを朝食後にそれぞれ服用．	
既往歴：高血圧，高脂血症，肥満，脂肪肝，高尿酸血症．	家族歴：父が心筋梗塞，母が高血圧
運動歴：週1回の割合で散歩を2時間程度．	
生活概要：喫煙20〜30本．日本酒を連日2合．	
現病歴：3年前の検診で2型糖尿病を指摘されるも放置．1年前より食事療法，経口血糖降下剤の併用を開始され，ヘモグロビンA1cは7.9％から7.1％へ改善したが，高血圧，高脂血症，肥満（特に内臓脂肪肥満）の改善が不十分であったため，運動療法の必要性を指摘された．	

● 検査所見

空腹時血糖 128mg/dL，食後2時間血糖 236mg/dL，ヘモグロビンA1c 7.1％，総コレステロール 238mg/dL，トリグリセリド 189mg/dL，HDL-コレステロール 78mg/dL，GOT 23IU/L，GPT 28IU/L，γ-GTP 129IU/L，Cr 0.6mg/dL，尿酸 5.0mg/dL，HOMA指数[33,34] 3.46，末梢血異常なし．網膜症，腎症，神経障害いずれもなし．心電図異常なし（負荷を含め）．

● 運動負荷試験データ
　　　　　心拍数：負荷前　64/分，負荷ピーク時　113/分
　　　　　血圧：負荷前　123/77mmHg，負荷ピーク時　149/55mmHg
　　最大酸素摂取量：13.52 mL/kg/分
　　　AT時心拍数：80/分
　AT時酸素摂取量：50％最大酸素摂取量

● 運動処方内容

> 運動種目：エルゴメーター，トレッドミル，歩行
> 運動強度：網膜症，腎症，神経障害，心電図上虚血性変化をいずれも認めなかったが，高血圧，肥満を伴ない，これまでに運動をほとんど行なわなかったため，運動開始時はAT時心拍数よりやや低値を目標に強度を設定した．そして徐々に強度を上げていき，開始1カ月頃からAT時心拍数より高値の90/分に設定した．
> 1回の運動時間：エルゴメータを15分，トレッドミルを20分，歩行を20分としたが，はじめのうちは自覚症状および血圧の上昇に注意しながら，それぞれの2/3位に短縮した．
> 運動頻度：週2〜3回とした．

● 運動の効果
　　　トレーニング期間：6カ月
　　　トレーニング6カ月後の主なデータの変化（図4-12）：
　　　HOMA指数3.46→2.41（図4-13）

	トレーニング前	トレーニング後
体重（kg）	67.2	64.8
ウエストサイズ（cm）	95	89
体脂肪率（％）	24.3	22.7
除脂肪量（kg）	50.8	50.0
空腹時血糖（mg/dL）	128	114
ヘモグロビンA1c（％）	7.1	7.1
トリグリセリド（mg/dL）	189	81
総コレステロール（mg/dL）	238	203
血圧（mmHg）	142/94	136/86
最大酸素摂取量（mL/kg/分）	13.52	19.16
AT時心拍数（/分）	80	110
AT時酸素摂取量（％$\dot{V}O_2max$）	50	43

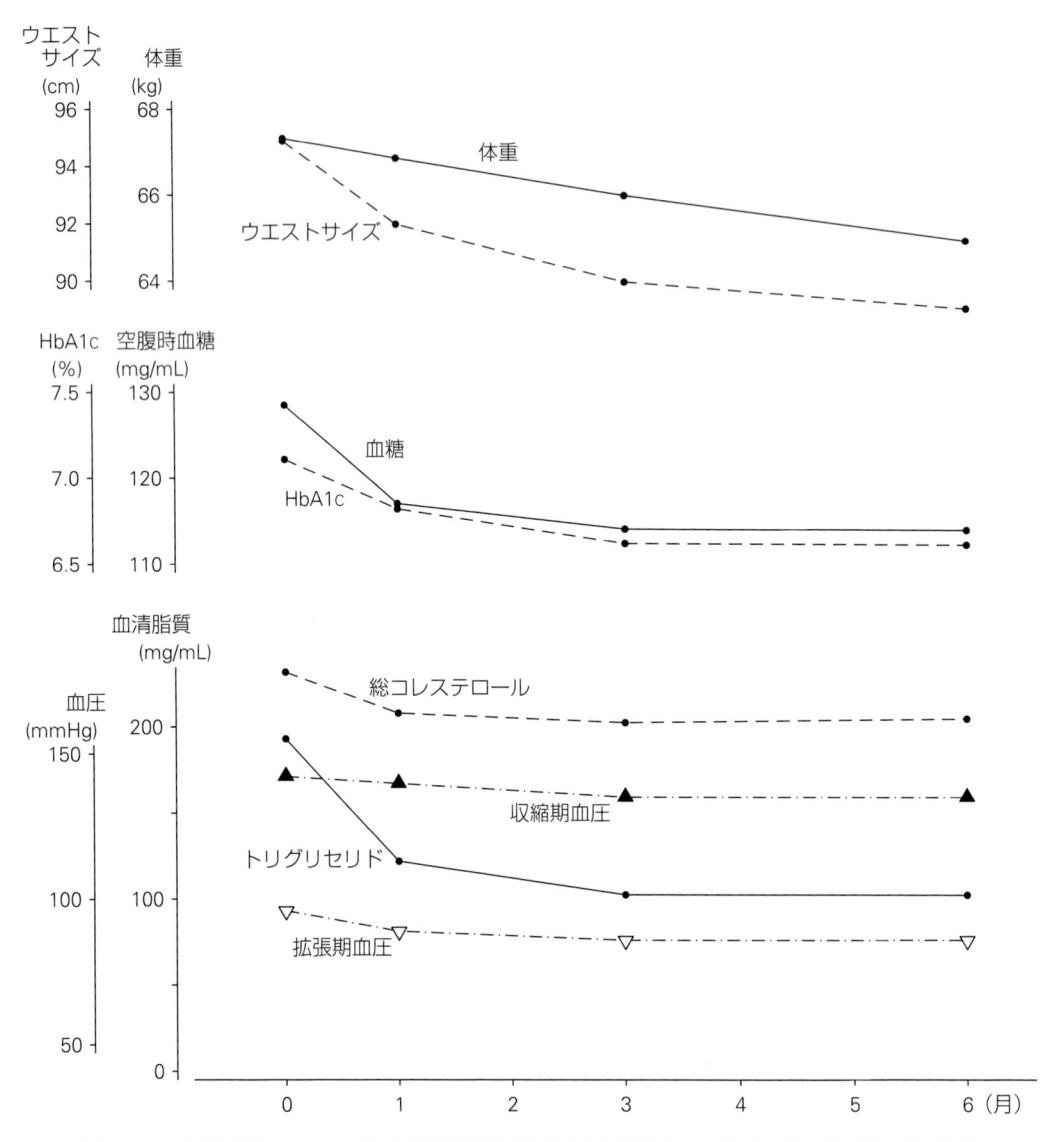

図4-12 運動療法によって多くの動脈硬化危険因子が消失したインスリン抵抗性症候群例

● 解　説

　　　動脈硬化の危険因子群を重積合併し，心筋梗塞，脳梗塞などを高率に起こしやすい糖尿病例が本邦でも存在することはほぼ間違いない．いわゆるインスリン抵抗性症候群と言われるもので，特に耐糖能異常に加えて，上半身肥満，高トリグリセリド血症，高血圧の4つの危険因子を持った例をKaplanは「死の四重奏」と提唱した[35]．これらの種々の危険因子の源流にはインスリン抵抗性が潜んでいることが判っており，したがって本例への対策はインスリン抵抗性の軽減を最優先させなければならない．それを踏まえた上でその下流にある動脈硬化の危

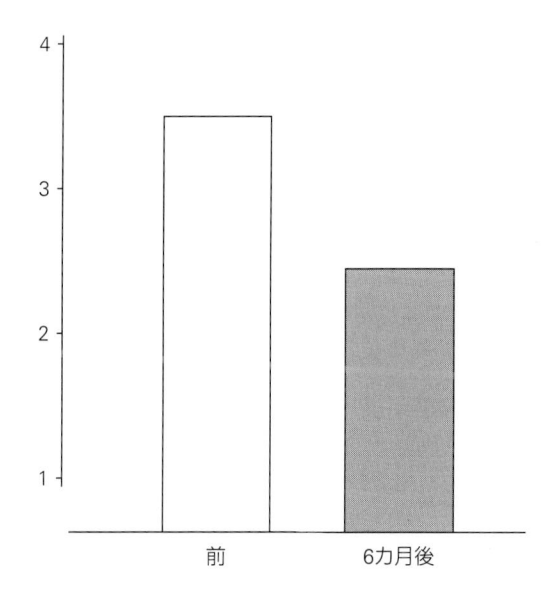

図4-13　HOMA指数におよぼす運動療法の効果

険因子の排除に努める必要がある．インスリン抵抗性を軽減，解消させるための最も有効な手段は運動であり，特に本例のような体質を持つ例には運動が有効とされている．本例では，6カ月後にインスリン感受性を簡易に表わすHOMA指数[33,34)]で改善がみられ，さらに内臓脂肪の減少（ウエストサイズの低下），血糖・ヘモグロビンA1cの低下，血清トリグリセリドの低下，HDL-コレステロールの上昇，血圧の低下などの動脈硬化危険因子の改善が認められた．また本例では，運動能力の著しい改善も認められた．

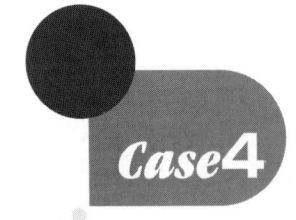

Case4 糖尿病，高血圧，高脂血症，肥満

運動強度の是正が糖尿病コントロールに好影響を与えた２型糖尿病例

名　前：M. M.	年　齢：55歳	性　別：男性
身体所見：身長：166cm，体重：100.4kg，BMI：36.4kg/m²，体脂肪率：33.9%，体脂肪量：33.9kg，除脂肪量：66.4kg．		
診断名：糖尿病，高血圧，高脂血症，肥満		
内服薬：グリベンクラミド 7.5mg，アカルボーズ 300mgをいずれも１日３分服，メシル酸ドキサゾシン 2mgを朝食後に服用		
既往歴：高血圧，胆石症，脳梗塞	家族歴：特記すべきことなし	
運動歴：２年前からスポーツジムに週２回の割合で通い，プール内歩行（1km/時間）60分，エルゴメータ70wattで30分を続けていた．		
生活概要：喫煙なし（50歳までタバコ20～30本／日，その後なし）．アルコールなし（40歳までビール5～6本／日，その後なし）．宴席の機会が多く，夕食摂取量が過剰である．		
現病歴：18年前の検診で糖尿病を指摘され，その後，経口血糖降下剤による治療を受けていた．７年前より当科に通院し，グリベンクラミド7.5mg/日でグリコアルブミン23%前後にコントロールされていた．２年前からスポーツジムに週２回の割合で通い，プール内歩行，エルゴメータを続けていたが，高血圧がコントロールされず，今回は運動療法の見直しをはかった．		

● 検査所見

血糖（食後２時間）272mg/dL，グリコアルブミン 23.9%，総コレステロール 196mg/dL，トリグリセリド 287mg/dL，HDL-コレステロール 35mg/dL，GOT 21IU/L，GPT 31IU/L，γ-GTP 12IU/L，Cr 0.6mg/dL，尿酸 6.7mg/dL，末梢血異常なし．単純性網膜症，微量アルブミン尿あり．神経障害なし．心電図異常なし（負荷を含め）．

● 運動負荷試験データ
　　　　　心拍数：負荷前　80/分，負荷ピーク時　117/分
　　　　　　血圧：負荷前　143/74mmHg，負荷ピーク時　190/144mmHg
　　最大酸素摂取量：15.97 mL/kg/分
　　　　AT時心拍数：89/分
　AT時酸素摂取量：51％最大酸素摂取量

● 運動処方内容

> 運動種目：高度の肥満があり，脚，腰，心血管に負担を少なくするために，まずフローミル（水槽のなかでのトレッドミルであり，水流速度を加えることもできる）を用いた．それに歩行を併用し，さらに3カ月目からエルゴメータを加えた．
>
> 運動強度：単純性網膜症，早期腎症を認め，肥満，高血圧を伴っていたが，心電図上虚血性変化を認めず，加えてこれまでに個人的に運動を続けてきたことを考慮して，AT時心拍数を目標に設定した．はじめのうちは5km/時間の歩行，それから流速3km/時間および歩行速度3km/時間のフローミルとし，3カ月目からそれに50wattのエルゴメータを加えた．しかし肥満が強く，高血圧の合併もあるため運動強度はそれより低値となることが多かった．
>
> 1回の運動時間：自覚症状および血圧の上昇に注意しながら，はじめのうちは10分の歩行と30分のフローミルを併用し，3カ月目からそれらに20分のエルゴメータを加えた．
>
> 運動頻度：これらは週1回とし，これまでの運動と加え，週に計3回になった．

● 運動の効果

　　トレーニング期間：6カ月
　　トレーニング6カ月後の主なデータの変化（図4-14）

	トレーニング前	トレーニング後
体重（kg）	100.4	96.2
ウエストサイズ（cm）	95	89
体脂肪率（％）	33.9	25.3
除脂肪量（kg）	66.4	71.9
血糖（食後2時間）（mg/dL）	272	183
グリコアルブミン（％）	23.9	17.7
トリグリセリド（mg/dL）	287	89
総コレステロール（mg/dL）	196	180
HDLコレステロール（mg/dL）	35	39
血圧（mmHg）	143/74	134/72

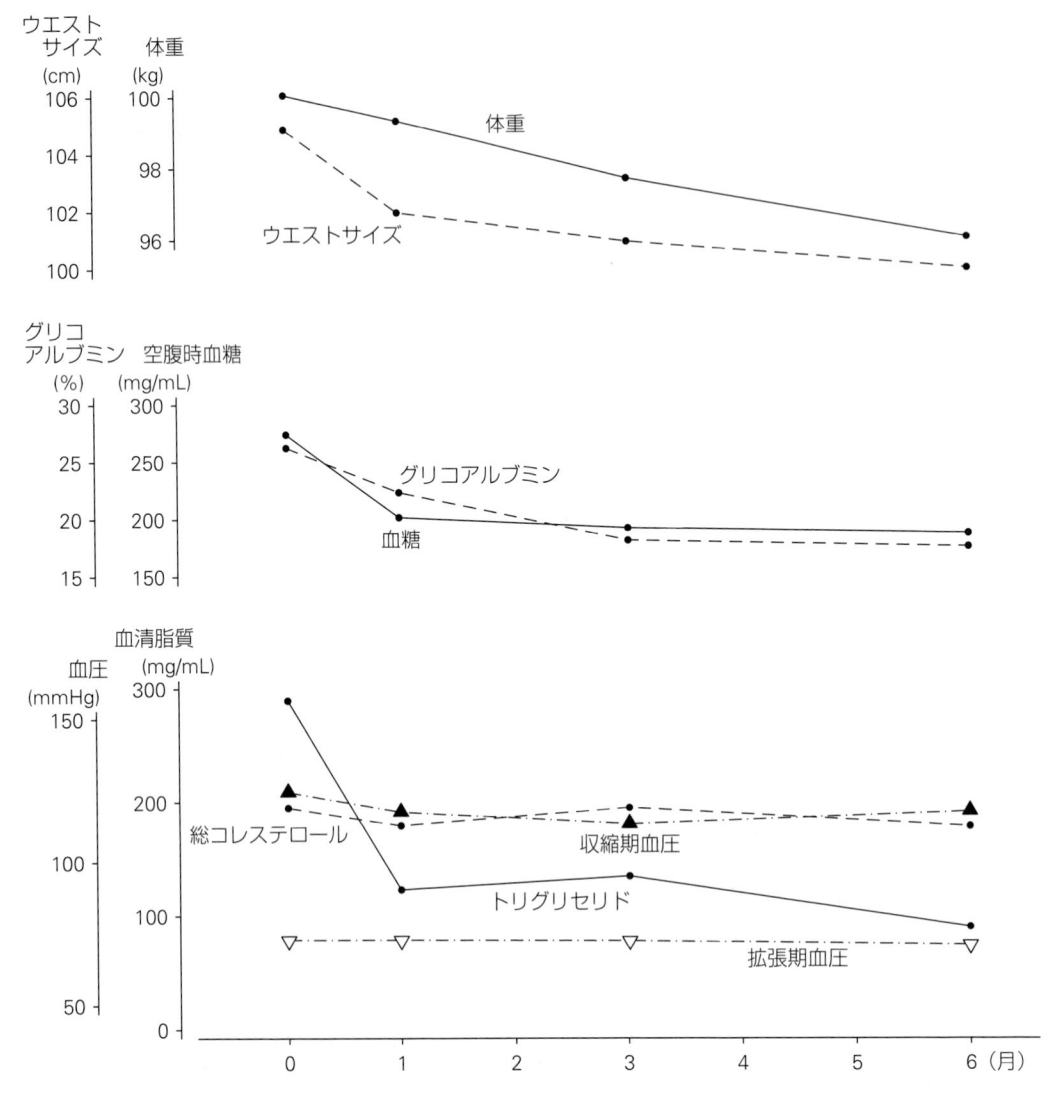

図4-14 運動強度の是正が糖尿病コントロールに好影響を与えた2型糖尿病

● 解　説

　本例は，2年前からスポーツジムに週2回の割合で通い，プール内歩行，エルゴメータを続けていた．最近になって高血圧の治療が必要となり，降圧剤（α-ブロッカー）が処方された．しかし運動時の血圧の管理が困難となり，運動を中止していた．今回ATの結果から運動強度を決めたところ，これまで行なわれていた運動の強度が高値であることが判明した．したがってその後は，これまでの運動強度を今回の処方の強度に変更し，当方の運動と併せて週3回の運動療法を実施した．その結果，体重，体脂肪率の減少，除脂肪量の維持，血糖，グリコアルブミンの低下，血清総コレステロール，トリグリセリドの低下，そして軽度で

はあるがHDL-コレステロールの上昇，血圧の低下などが認められた．今回の運動が糖尿病の血糖と他の代謝に好影響を与えた理由として，運動強度の変更が適切であったこと，運動の頻度が週2回から3回に増加したことなどが考えられた．また宴席の機会が少し減ったことも理由として否定できない．

ドロップアウト患者を少なくする工夫

　そのためには，糖尿病，特に2型糖尿病に対する運動療法の重要性を患者に十分理解させる必要がある．すなわち①それぞれの患者になぜ運動療法が必要なのか，②最も簡単で効率の良い運動療法はどのようなものなのか，③そしてその効果を自分自身でどのように評価するのか，また検査成績からどのように評価するのか，などについて専門的な患者教育が運動療法開始時だけでなく，実施中にも逐次必要となる．具体的には次のような点を理解させる．

①運動療法が有効なのは，特に糖尿病が軽症な時期である．この時期には，運動療法はインスリン抵抗性を解消し，膵β細胞のインスリン分泌能を軽減して糖尿病の進展を抑制する．またこのインスリン抵抗性改善効果は，この時期に患者の予後を規定する動脈硬化の発症・進展を抑制することにつながる．さらにこの効果は長期的に血糖コントロールを良好に維持するのを容易にし，最小血管症を予防することになる．

②患者それぞれの生活習慣，運動能力の違いを把握し，個々にあった運動処方を行なうことが重要である．そのためには問診が重要であり，また可能であれば生活行動を記載させ，患者の日常生活行動様式の詳細を明らかにする．

③運動療法の効果は，自己血糖または尿糖測定にて血糖コントロールを評価し，さらに体重，ウエストサイズを計ることで動脈硬化危険因子の改善を予測させる．また検査成績の改善については，血糖だけでなく血清脂質，血圧，尿酸，肝機能などの変動にも注目し，それらが患者それぞれにどのような臨床的意義をもたらしたかをわかりやすく解説する．運動能力の向上についても自他覚的に評価できるようにする．

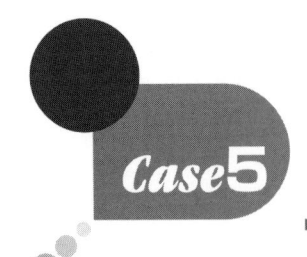

Case 5 1型糖尿病

運動後遷延性低血糖を認めた1型糖尿病例

名　前：S. A.	年　齢：26歳	性　別：女性
身体所見：身長：163cm，体重：52kg，BMI：19.6kg/m²，体脂肪率：22.0%，体脂肪量：13kg，除脂肪量：39kg.		
診断名：1型糖尿病		
内服薬：ペンフィルR 12-10-10，ペンフィルN 0-0-0-12		
既往歴：特記すべきことなし		家族歴：特記すべきことなし
運動歴：歩行を1万歩／日．		
生活概要：喫煙なし．アルコールなし．食事療法は厳守．		
現病歴：22年前に高血糖で発症し，その後インスリン治療を継続されていた．血糖コントロール状態はヘモグロビンA1cで6.5%前後で良好であった．合併症も非常に軽度で運動療法も特に制限されることなく，歩行を1日1万歩（毎食後に分けて）指示されていた．当日はゴルフを1.5ラウンド行ない，ラウンド中は補食を摂りながら低血糖発作の出現はなかった．しかし，夕食前および就寝前の血糖が低値傾向なため，就寝前の中間型インスリンを2単位減らし，1単位分のビスケットを補食してから就眠した．それにもかかわらず，深夜1時に低血糖発作で目が覚めた．その時の血糖値は54mg/dLであり，ブドウ糖の経口補給で自己処理が可能であった（図4-15）．		

● 検査所見

　　ヘモグロビンA1c 6.4%，総コレステロール 192mg/dL，トリグリセリド 88mg/dL，HDL-コレステロール 56mg/dL，GOT 18IU/L，GPT 20IU/L，γ-GTP 8IU/L，Cr 0.6mg/dL，尿酸 3.4mg/dL，末梢血異常なし．単純性網膜症（毛細血管瘤）あり．微量アルブミン尿なし．神経障害なし．心電図異常なし（負荷を含め）．

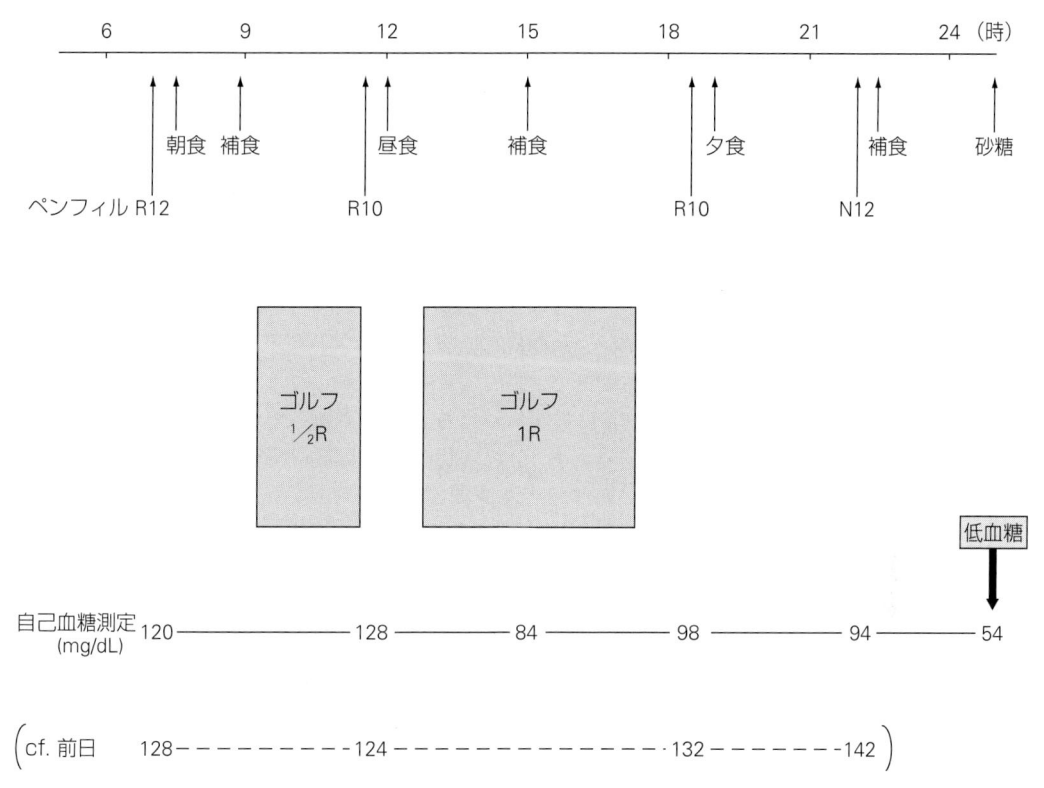

```
     6        9        12        15        18        21       24 (時)
     |        |        |         |         |         |        |
            ↑  ↑        ↑↑         ↑         ↑↑        ↑        ↑
           朝食 補食    昼食 補食             夕食 補食          砂糖
ペンフィル R12        R10                   R10        N12
```

                        ┌─────┐ ┌──────┐
                        │ゴルフ│ │ゴルフ│
                        │ ½R │ │ 1R │
                        └─────┘ └──────┘

                                                         ┌─────┐
                                                         │低血糖│
                                                         └──┬──┘
                                                            ↓
自己血糖測定 120―――――128―――――84―――――98―――――94―――――54
 (mg/dL)

(cf. 前日   128－－－－－－124－－－－－－－－－－132－－－－－142)

図4-15　運動後遷延性低血糖を認めた当日の生活様式と血糖日内変動

●運動負荷試験データ
　　　未施行

●運動処方内容
> 運動種目：歩行
> 運動強度：5～6km/時間
> 1回の運動時間：原則として毎食後に1回に20分間前後とし，1日に計1時間とした．
> 運動頻度：毎日とした．

●運動の効果
　　トレーニング期間：22年間
　　効果：食後の過血糖を防止し，インスリン，特にペンフィルRの必要量を最小限にするのに役立っていたと考えられる．

●解　説

　本例は血糖コントロールが長期にわたって良好に保たれた1型糖尿病で，合併症も非常に軽度で運動療法も特に制限されることなく，歩行を1日1万歩（毎食後に分けて）実施していた．1型糖尿病の血糖コントロール改善に対する運動の有効性は必ずしも確立されていない．すなわち1型糖尿病患者に定期的な運動療法を実施しても，必ずしも血糖コントロールは改善されないとされている．それは運動療法の際に，インスリン欠乏，またはインスリン過剰状態に陥りやすいためと考えられる．しかし本例では，毎食後の運動（歩行）が食後の過血糖を防止し，インスリン，特にペンフィルRの必要量を最小限にするのに役立っていたと考えられる．

　1型糖尿病患者において長時間にわたる運動を実施した場合，運動終了後よりかなり遅れた時間帯，すなわち10数時間を経た就寝時前後から深夜にかけて低血糖が認められることがあり，注意を要する（運動後遅延性低血糖）．その機序としては，運動により消費された筋肉，肝のグリコーゲン補充のため，運動後の回復期に筋肉，肝ともにグリコーゲン合成が亢進するためと考えられる．

【文　　献】

1) Reaven, G.M. : Role of insulin resistance in human disease. Diabetes **37** : 1595-1607, 1988.
2) 糖尿病診断基準検討委員会（代表　葛谷　健）：糖尿病の分類と診断基準に関する委員会報告，糖尿病 **42**：385-404,1999.
3) Rosseti, L., et al : Correlation of hyperglycemia with phlorizin normalizes tissue sensitivity to insulin in diabetic rats. J Clin Invest **79** : 1510-1515, 1987.
4) Robertson, R. P., et al : Differentiating glucose toxicity from glucose desensitization: a new message from the insulin geen. Diabetes 43: 1085-1089, 1994.
5) McClain, D. A. , et al : Hexosamine and insulin resistance. Diabetes **45** : 1003-1009, 1996.
6) Hawkins, M., et al : Role of the glucosamine pathway in fat-induced insulin resistance. J Clin Invest **99** : 2173-2182, 1997.
7) 繁田幸男：II. 糖尿病合併症総論．繁田幸男編著，糖尿病と合併症，pp.46-51，医歯薬出版，東京，1995.
8) The Diabetes Control and Complications Trial Research Group : The effect of intensive treatment of diabetes on the development and progression of long-term complications in insulin-dependent diabetes mellitus. N. Engl. J. Med. **329** : 977-986, 1993.
9) Ohkubo Y, et al : Intensive insulin therapy prevents the regression of diabetic microvascular complications in Japanese patients with non-insulin-dependent diabetes mellitus: a randomized prospective 6-year study. Diabetes Res Clin Pract **28** (2) : 103-117, 1995.
10) UK Prospective Diabetes Study (UKPDS) Group : Intensive blood-glucose control with sulfonylureas or insulin compared with conventional treatment and risk of complications in patients with type 2 diabetes (UKPDS 33). Lancet **352**(9131) : 837-853, 1998.
11) UK Prospective Diabetes Study Group : Tight blood pressure control and risk of macrovascular and microvasucular complications in type 2 diabetes: UKPDS 38. BMJ **317** (7160) : 703-713, 1998.
12) 厚生省：平成3年度糖尿病調査研究報告書，p320, 1991.
13) Thomas, P. K., et al : Peripheral neuropathy. ed. by Dyck PJ, et al., Diabetic and Hypoglycemic Neuropathy, pp.1219-1274, WB Saunders, Philadelphia, 1993.
14) Helmrich, S. P., et al : Prevention of non-insulin-dependent diabetes mellitus with physical activity. Med Sci Sports Exerc **26** : 824, 1994.
15) Manson, J. E. , et al : Physical activity and incidence of non-insulin-dependent diabetes mellitus in women. Lancet **338** : 774, 1991.
16) Torjesen, D. A., et al : Life style changes may reverse development of the insulin resistance sundrome. Diabetes Care **20** : 26-31, 1997.
17) Xiao-Ren, P., et al : Effects of diet and exercise in preventing NIDDM in people with impaired glucose tolerance. Diabetes Care **20** : 537-544, 1997.
18) Felig, P. : Metabolic and Endocrine Disorders and Exercise. ed. by Bove AA and Lowenthal DT, Exercise Medicine, pp.305-320, Academic Press, New York, 1983.
19) エドワードフォックス著：選手とコーチのためのスポーツ生理学．朝比奈一男監訳，渡辺和彦訳，大修館書店，1984.
20) Wasserman, D.H., et al : Exercise and diabetes. ed. by Alberti KGMM, et al, The diabetes annual/ 4, pp.116-143, Elsevier, Amsterdam, 1988.
21) 岡　芳知他：糖輸送担体―構造と機能．小坂樹徳他編，糖尿病学1993，pp.89-107，診断と治療社，東京，1993.
22) King, P. A., et al: Insulin resistance in obese Zucker rat (fa/fa) skeletal muscle is asso-

175

ciated with a failure of glucose transporter transcription. J Clin Invest 90: 1568−1575, 1992
23) Björntorp, P., et al : Physical training in obesity. II, Effects on plasma insulin in glucose intolerant subjects without marked hyperinsulinemia. Scand J Clin Lab Invest **32** : 41, 1973
24) 藤井 暁：運動療法の代謝・内分泌効果と患者指導上の問題点．坂本信夫他監修，糖尿病カレントレビュー，'92/93治療と管理のアップデート，pp.17−40，医歯薬出版，東京，1994.
25) Nakai. N., et al : Exercise training prevents maturation-induced decrease in insulin sensitivity. J Appl Physiol **80** : 1963-1967, 1996.
26) Saghizadeh. M., et al : The expression of TNF-α by human muscle. Relationship to insulin resistance. J Clin Invest **97** : 1111−1116, 1996.
27) Zackwieja, J. J., et al : Voluntary wheel running decreases adipose tissue mass and expression of leptin mRNA in Osborne-Mendel rats. Diabetes **46** : 1159−1166, 1997.
28) 佐藤祐造他：糖尿病運動療法の実際．佐藤祐造編，糖尿病運動療法指導の手びき，pp.57, 南江堂，東京，1991.
29) 糖尿病治療研究会編（代表　池田義雄）：糖尿病運動療法のてびき（第2版），医歯薬出版，東京，1997.
30) Nagasawa. J., et al : Effects of training and detraining on in vivo insulin sensitivity, Int J Sport Med **11** : 107−110, 1990.
31) Wallberg-Henriksson. H., et al : Increased peripheral insulin sensitivity and muscle mitochondrial enzymes but unchanged blood glucose control in type I diabetes after physical training. Diabetes **31** : 1044−1050, 1982.
32) 佐藤祐造：糖尿病の治療．井村裕夫他編，運動療法，最新内科学大系第7巻，pp.154−162，中山書店，東京，1995.
33) Matthews, D. R., et al : Homeostasis model assessment: insulin resistance and B-cell function from fasting plasma glucose and insulin concentrations in man. Diabetologia **28** : 412−419, 1985.
34) Dancan, M. H., et al : A simple messure of insulin resistance. Lancet **346** : 120−121, 1995.
35) Kaplan, N. M. : The deadly quartet; Upperbody obesity, glucose intolerance, hypertriglyceridemia, and hypertension. Arch Int Med **149** : 1514−1520, 1989.

索 引

和文索引

【あ】

アイソメトリックトレーニング　42
アドレナリン　10
アメリカスポーツ医学会　21
安静時心電図　19
アンモニア　22
1型糖尿病　152，172
1日摂取カロリー　43
インスリン　27
インスリン依存状態　139
インスリン過剰状態　174
インスリン感受性　28，87，152
インスリンクランプ法　29
インスリン欠乏　174
インスリン正常血糖クランプ法　152
インスリン抵抗性　46，138
インスリン抵抗性症候群　46，86，92，127
インスリン非依存状態　139
インターバル・トレーニング　41
インピーダンス法　24
ウォーミングアップ　19
運動強度　37，149，155
運動実施頻度　35
運動時目標心拍数　35
運動消費カロリー量　43
運動処方　38，41，50，130，153
運動耐溶能　93
運動中止予備群　82
運動の降圧機序　32
運動の効果　148
運動の時間（1回の）　37
運動の種類（あるいは種目）　35

運動の頻度　37，42
運動負荷試験　19，20，21，34，41
運動負荷試験機器　34
運動負荷心筋シンチグラフィー　23
運動プログラム　130
運動誘発性不整脈　63
運動療法　50，147
運動療法効果　157
運動療法の適応と禁忌　154
運動療法の継続効果　152
エンド・ポイント　35
解糖系　35

【か】

ガイドライン　22
回復期　132
拡張期血圧　11
家族性コレステロール血症　88
家族歴　19
カテコールアミン　8，34
カルボーネンの式　37，95，108，129
冠危険因子　13，46，75
冠危険因子保有者　13
肝機能障害　56，80
監視型　132
監視型集団スポーツ
　　リハビリテーション　92
冠動脈奇形　7
冠動脈狭窄　71
冠動脈硬化　4
冠動脈硬化症心疾患　5
冠動脈疾患　4
冠動脈スパスム　10
冠動脈造影検査　19，23
冠動脈バイパス術　111
既往歴　19
キャリパー法　24

急性運動負荷時　150
急性合併症　143
急性心筋炎　35
急性心筋梗塞　35，119
境界型耐糖能異常　138，161
境界型糖尿病　73，80，92
症候限界性最高運動負荷試験　70，74
強制運動群　30
虚血性心疾患　86
空腹時血糖　12
クーリングダウン　19
クモ膜下出血　6，127
クラスター症候群　86
グルコース代謝率　28，29
グルコース注入率　162
経口血糖降下薬　147
経皮経管的冠動脈内
　　血栓溶解療法　115
経皮的冠動脈形成術　94
血圧コントロール　145
血圧上昇反応パターン　22
血圧変化　35
血圧レベル　47
血液検査　21
血管運動迷走神経反射　18
血漿1,5AG値　142
血清クレアチニン　21
血清酵素　21
血清脂質　26，112
血中乳酸　156
血糖　15
血糖コントロール　145，156
現病歴　19
高圧機序　46
降圧薬　64
高インスリン血症　92，127
高強度運動　50

高血圧　29, 31, 44, 46, 53, 56, 60, 64, 67, 73, 77, 80, 107, 115, 164, 168, 170
高血圧治療　49
高血圧の分類　47
高血糖　141
高コレステロール血症　94
高脂血症　25, 46, 38, 40, 53, 56, 60, 64, 73, 91, 99, 103, 107, 111, 115, 119, 123, 127, 158, 164, 168
抗ストレスホルモン　10
高尿酸血症　38, 80, 91, 103
コーチゾル　10
呼気ガス分析　34, 40
呼吸性アルカーロシス　8

【さ】

最大酸素摂取量　22, 34, 37, 40, 155
最大脂質燃焼量　34, 35
在宅運動療法　132
自覚症状　19
自覚的運動強度　50
自己効力感　125
脂質代謝異常　16, 34, 89
死の四重奏　46, 166
脂肪肝　73
自由運動群　30
収縮期血圧　11
集団スポーツ運動療法　129, 132
術後脳梗塞　127
食事療法　147
除脂肪体重　25
除脂肪量　24
自律神経反射試験　23
心エコー図反応　22
心筋炎後遺症　10
心筋虚血　6
心筋梗塞　4, 5, 94, 99, 103, 107, 111, 115, 123

心筋梗塞発症　18
心筋内ブリッジング　7
心雑音　20
心室細動　10
心臓刺激伝導系　10
心電図記録　22
心電図所見　35
シンドロームX　46
心肺運動負荷試験　53, 93
心房細動　60
膵β細胞　138
スタチン　90
ステント　107, 115
スポーツ選手の
　　心臓スクリーニング　20
スポーツのための
　　メディカルチェック　19
スポーツリハビリテーション　129
生活習慣病　2, 24, 81
整形外科の障害　38
成人病　2
切迫型狭心症　35
セルフエフィカシー　125
前駆症状　18
全身持久力　92
全身性血管内凝固症候群　13
先天性冠動脈奇形　4
早期腎症　169
総コレステロール　11, 26
僧帽弁逸脱症候群　4

【た】

体脂肪　24
体脂肪率　41
耐糖能異常　46, 92, 127
大動脈弁下狭窄　4
タウリン　31
他覚的徴候　35
多段階漸増負荷　34
単一負荷　34
単純性網膜症　169
蛋白制限食　145
ダンベル体操　57
中性脂肪　12, 25, 26
長時間心電図記録　23

低強度運動　50
低酸素血症　10
洞性徐脈　60
糖尿病　28, 29, 40, 42, 46, 91, 94, 107, 115, 138, 158, 164, 168
糖尿病性神経障害　145
糖尿病性腎症　144
糖尿病性網膜症　145
動脈硬化指数　12
動脈硬化性疾患危険因子　46, 87
動脈硬化指数　16
動脈瘤破裂　10
突然死　2
突発性心筋症　4
トライアスロン　63
トレーニング効果　148, 152
トレッドミル運動負荷試験　39
ドロップアウト　76, 129, 171

【な】

内科的障害　38
内臓脂肪症候群　46, 86
内臓脂肪肥満　164
75g糖負荷試験　140, 141, 161
2型糖尿病　138, 148, 158
ニコニコペース　44
乳酸　22
尿酸　13
尿酸値　41
熱中症　8
年齢別予測最高心拍数　35
脳卒中　5
ノルアドレナリン　10

【は】

バイパス手術　111
肺浮腫　8
肥大型心筋症　2
左冠動脈起始異常　2
肥満　24, 64, 67, 73, 77, 80, 164, 168
肥満度　11

非薬物療法　46
病態生理学的変化　13
負荷試験実施の禁忌　35
副腎皮質刺激ホルモン　10
不整脈　5，20，23，61
不適応患者　120
ブルース法　95，130
閉塞性肥大心筋症　4
変形性膝関節症　73
発作性心房細動　61
ホルター心電図検査　20
ホルモン　22
ポンプ機能　18

【ま】

マラソン　63
マルチプルリスクファクター症候群　86
慢性合併症　143
無機的エネルギー産生機構　35
無酸素性作業閾値　22，34，156
無酸素的エネルギー産生機構　35
無酸素的トレーニング　36
メディカルチェック　153
問診　19

【や】

薬物療法　46
有機的エネルギー産生機構　35
有酸素運動　87，90，152
有酸素的エネルギー産生機構　35
有酸素的トレーニング　36

【ら】

リスクの層別化　48
リポ蛋白リパーゼ　26，86
リン酸結合　35

欧文索引

ADA　141
AI-P　21
American Diabetes Association　141
anaerobic threshold　34，156
AT　22，34，156
ATP　35
A型行動パターン　100
Borgのスケール　50，129
Bruce法　34
CABG　111
DCA　124
DCCT　143
Diabetes Control and Complications Trial　143
DIC　13
directional coronary atherectomy　124
disseminated intravascular coagulopathy　13
diving reflex　23
enactive information　125
euglycemic insulin clamp　29
GIR　163
GOT　21
GPT　21
HDL-コレステロール　12，26
プロスタグランジンE　31
HDL_2-コレステロール　26，86
HDL_3-コレステロール　26
HMG-CoA還元酵素阻害薬　90
HOMA指数　164
HTGL　86
hyperinsulinemic englycemic clamp technique　152
IDDM　139
IFG　141
IGT　141
IHD　86

impaired fasting glucose　141
impaired fasting glycemia　141
impaired glucose tolerance　141
internal feedback　125
JNC勧告　47
Kumamoto Study　143
Kイオン測定法　24
LBM　25
LCAT　27，86
LDH　21
LDL　86
lecithin cholesterol acyltransferase　27
lipoprotein lipase　26
LPL　26
LPL活性　27
Mason-Likar法　35
NIDDM　139
peak CPK　99，103
persuative communication　125
PTCA　94，103，107，115，119，123
PTCR　115
RIアンジオグラフィー　23
self-efficacy　125
ST-T変化　21
UKPDS　143，147
United Kingdom Prospective Diabetes Study　143
Valsalva試験　23
vicarious information　125
$\dot{V}O_2max$　27，42，43，155
walk jogプログラム　129
WHO/ISH高血圧管理指針　47，48
WPW症候群　10

ケーススタディ運動療法
高血圧・高脂血症・糖尿病に有益な運動

定価（本体3,500円＋税）　　　　　　　　　　　　　　　検印省略

2000年4月20日　第1版第1刷発行

編著者　坂本　静男
発行者　太田　博
発行所　株式会社　杏林書院
　　　　〒113-0034　東京都文京区湯島4-2-1
　　　　Tel 03(3811)4887　Fax 03(3811)9148

ISBN4-7644-0049-9　C3047　　　　　　　　杏林舎／坂本製本所
Printed in Japan

R＜日本複写権センター委託出版物・特別扱い＞
本書の無断複写は，著作権法上での例外を除き，禁じられております．
本書は，日本複写権センターへの特別委託出版物（日本複写権センター
「出版物の複写利用規定」で定める特別許諾を必要とする出版物）です．
本書を複写される場合は，すでに日本複写権センターと包括契約をされ
ている方も，そのつど事前に日本複写権センター（電話03-3401-2382）
を通して当社の許諾を得てください．

好評

スポーツ医科学

中野　昭一　編集

●執筆者●

青木純一郎	加賀谷淳子	齋藤　勝	本間　生夫
浅見　俊雄	葛西　順一	下光　輝一	松原　建史
有馬　亨	樫村　修生	進藤　宗洋	武者　春樹
井澤　鉄也	勝木　道夫	鈴木　政登	目崎　登
石井　喜八	勝田　茂	高野　進	森本　武利
伊藤　孝	勝村　俊仁	鷹股　亮	森山　寛
碓井　外幸	金子　公宥	田口　信教	八代　利伸
太田　章	川原　貴	田中　悦子	矢部京之助
大野　秀樹	木村　直人	友末　亮三	山下　泰裕
大森　肇	熊江　隆	内藤　久士	山本　正嘉
長田　卓也	栗原　敏	中村　豊満	米本　恭三
小田切優子	監物　永三	樋口　満	（50音順）
恩田　哲也	小林　一成	堀田　昇	

B5判・720頁　定価（本体14,000円＋税）

近年，交通機関の多様化，栄養の過剰，運動の不足など生活環境の変動から，学童，生徒の体格が良くなってきているにもかかわらず，体力の向上がみられないこと，中高年者では体力の維持の難しさ，さらにはいわゆる生活習慣病の予防などの手段の1つとして，日常生活以外に運動を行うことの必要性が論じられてきている．

一方，各個人はもとより国内的にも国際的にもスポーツが奨励され，その交流も盛んになっている現在，スポーツに対する医学的アプローチが重要であることは論をまたない．

本書の特徴とするところは，運動・スポーツによる体内の生理学的，臨床医学的な変動を多角的に捉え，その最新知識を取り入れるとともに，各項目の視覚的理解を促すことを目的として，できうる限り多くの簡明な図表を取り入れることに努力したことにある．

運動・スポーツの総合的なスポーツ医学の理解という点では，この教科の指導書，あるいは副読本として，十分その責を果たしうるものではないかと自負している．

ホームページからもご注文いただけます．
http://www1.sphere.ne.jp/kyorin/

主要内容

I部　ヒトのからだ
ヒトのからだ-体力と健康管理

II部　運動・スポーツと体内における反応
体液・血液の働き/心臓・循環と運動/呼吸機能と働き/脳・神経系の働き/骨格筋の働き/内分泌（ホルモン）の働き/消化・吸収の働き/肝臓の働きと中間・エネルギー代謝/体温調節の働き/腎臓の働き/感覚（平衡機能）の働き/無酸素運動と有酸素運動/バイオメカニクス的な変動/精神・心理機能の変動/免疫機能の変動/女性と運動・スポーツ/疲労と休養

III部　運動スポーツの対する体外条件の影響
環境の変動/栄養学的な変動/トレーニングによる変動/性別・加齢による変動

IV部　運動・スポーツへの医学的アプローチ
運動・スポーツのメディカルチェック/運動処方/スポーツ障害-内科系-/スポーツ障害-外科系-/運動療法/リハビリテーション/ドーピング

V部　種目別スポーツからのアプローチ
陸上競技/バレーボール/テニス/卓球/体操/柔道/レスリング/サッカー/水泳/登山

株式会社　**杏林書院**　〒113-0034　東京都文京区湯島4-2-1
Tel. 03(3811)4887　Fax. 03(3811)9148

糖尿病性腎症・慢性腎疾患
腎臓をまもる食事療法
―食品組み合わせ表―

監修
大阪大学名誉教授　大阪労災病院名誉院長
阿部　裕

編集
大阪労災病院糖尿病内科部長
野村　誠
大阪労災病院腎臓病内科部長
山内　淳
大阪労災病院栄養管理室

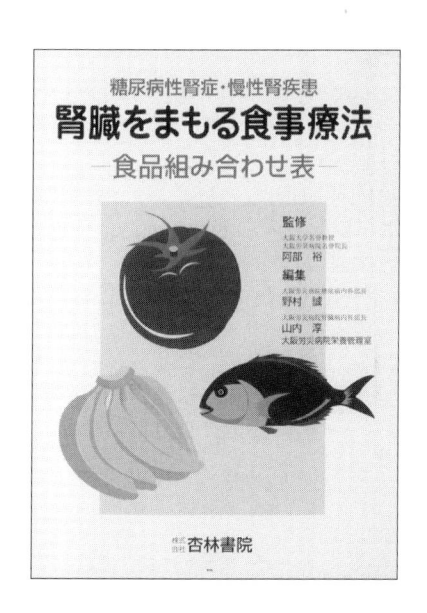

B5判・128頁
定価（本体2,000円+税）
ISBN4-7644-0046-4

今までにはなかった！！

　従来の食品交換表では難しかった，エネルギー・たんぱく質両方を目標値に合わせることが容易にできる画期的方法を掲載しました．

　腎臓をまもりながら食事を楽しむことが難しかった現状を，この1冊で解決！

概要目次
Ⅰ．食事療法について
Ⅱ．食品組み合わせ表を利用するにあたって
〈食品分類表〉
　たんぱく質5g当りの食品
　たんぱく質1g当りの食品
　たんぱく質0g、80kcal当りの食品
〈献立例〉
糖尿病性腎症（軽度たんぱく質制限）
　1600kcalたんぱく質60g塩分7g
　（応用例　1800kcal　たんぱく質60g　塩分7g）
糖尿病性腎症
　1600kcalたんぱく質40g塩分7g
　（応用例　1400kcal　たんぱく質40g　塩分7g
　　　　　1800kcal　たんぱく質40g　塩分7g）
慢性腎不全
　1800kcalたんぱく質35g塩分7g
　2000kcalたんぱく質45g塩分7g
　2200kcalたんぱく質50g塩分7g
　付・季節を楽しむ献立
Ⅲ．献立作成にあたって工夫できること
Ⅳ．本書が役立つ腎臓疾患について
　糖尿病性腎症
　慢性腎疾患
　食事療法Q&A
〈付　録〉1日の食品組み合わせ表　食事記録用紙

株式会社 杏林書院　〒113-0034　東京都文京区湯島4-2-1　TEL.03-3811-4887　FAX.03-3811-9148